Wolfgang Schmidbauer

Altern ohne Angst

Ein psychologischer Begleiter

Rowohlt Taschenbuch Verlag

Veröffentlicht im Rowohlt Taschenbuch Verlag GmbH,
Reinbek bei Hamburg, Januar 2003

Redaktion Hermann Gieselbusch
Umschlaggestaltung any.way, Wiebke Buckow
(Foto: Image Bank)
Druck und Bindung Clausen & Bosse, Leck
Printed in Germany
ISBN 3 499 61474 X

Die Schreibweise entspricht den Regeln
der neuen Rechtschreibung.

rororo

Zu diesem Buch Immer mehr Menschen werden immer älter. Durch den Streit um die Renten ist dieser dramatische Wandel mittlerweile ins öffentliche Bewusstsein gedrungen. Aber die zunehmende Bedeutung des Alters ist nicht nur eine Frage von Etats und Ressourcen. Wie gehen wir mit den psychologischen Aspekten des Älterwerdens um? Wie bewältigen wir die Einsicht, dass zum Leben auch Schwäche und Krankheit, Trauer und Verfall gehören? Dieses Buch bietet Klärungshilfen an zu den Problemen, die mit dem Älterwerden verknüpft sind. *Altern ohne Angst* ist kein Versprechen, kein fertiges Rezept, sondern eine Idealvorstellung, ein Ziel. Ziele formulieren wir, weil wir etwas suchen, auf das wir uns hinbewegen können. Ein Ziel gibt uns eine Richtung vor. Es hilft uns, unsere Kräfte zu konzentrieren und sie nicht in planloser Panik zu vergeuden.

rororo

Wolfgang Schmidbauer, geboren 1941 in München, studierte Psychologie und promovierte 1968 über «Mythos und Psychologie». Tätigkeit als freier Schriftsteller in Deutschland und Italien. Ausbildung zum Psychoanalytiker. Gründung eines Instituts für analytische Gruppendynamik. Lebt als Psychotherapeut und Lehranalytiker in München. Er veröffentlichte bereits über 40 Bücher, darunter *Hilflose Helfer* (rororo 19196), *Die Angst vor Nähe* (rororo 60430), *Helfen als Beruf* (rororo 19157), *Alles oder nichts* (rororo 18393), *Lexikon Psychologie* (rororo 61177).

Inhalt

Altern im 21. Jahrhundert

In den nächsten Jahrzehnten wird sich die Bevölkerung der europäischen Länder in einer Weise verändern, die keine Vorgänger in der Geschichte hat. Immer war das Bild der Bevölkerung eine Pyramide. Es gab viele Kinder und junge Menschen; je höher das Alter wurde, desto weniger Personen überlebten. Diese Pyramide ist im 19. und 20. Jahrhundert höher und schmaler geworden, weil sich die durchschnittliche Lebenserwartung veränderte. Aber in Zukunft wird aus dieser Pyramide ein Pilz oder ein Baum werden: unten schmaler als oben.

In den vorindustriellen Gesellschaften betrug der Anteil der Menschen, die älter als 65 Jahre wurden, in der Regel weniger als fünf Prozent. Alte waren damals so selten, wie sie heute häufig geworden sind; wer alt wurde, hatte überdurchschnittliche körperliche und/oder wirtschaftliche Ressourcen. Inzwischen haben die Verbesserungen der medizinischen Versorgung, der allgemeinen Hygiene und der Ernährung dazu geführt, dass die Chancen, über 65 zu werden, auf weit über fünfzig Prozent gestiegen sind. «Durchschnittliche Lebenserwartung» besagt, dass von 100 Neugeborenen die Hälfte erst in einem höheren Alter als 72 Jahre (Männer) oder 76 Jahre (Frauen) sterben wird.

Während 1995 auf 100 Erwerbstätige zwischen 20 und 65 Jahren 24 über 65-Jährige trafen, wird nach manchen Hochrechnungen im Jahr 2030 jeder Erwerbstätige einen Rentner versorgen müssen. Die politischen Reaktionen zeigen eine hohe Widerstandskraft gegenüber dieser voraussehbaren Krise. Die Situation gleicht den Verleugnungsstrategien angesichts der Versorgung mit fossilen Energien. Auch hier ist klar, dass die vorhandenen Vorräte heute schneller ausgeschöpft als neue Möglichkeiten erschlossen werden. Die Krise kündigt sich seit Jahren an. Sie wird sich 2010 zuspitzen, weil dann die inzwischen bereits erheblich verteuerten Ressourcen knapper werden und dieser Einbruch nicht mehr durch Neuerschließungen kompensiert werden kann. Kommentierende Journalisten werfen den Politikern hier gerne vor, sie würden die Probleme aussitzen. In Wahrheit sind die Handlungsmöglichkeiten in einer Demokratie sehr beschränkt; seit langem formulieren und bemänteln die politisch Mächtigen nur die Zwänge der Konsumgesellschaft. Kein Politiker kann zum Beispiel die Bevölkerung überzeugen, Wasserstoffautos zu fahren und ihre Heizungen auf Solarenergie umzustellen, solange Benzinautos und Ölheizungen erheblich billiger sind. Er kann allenfalls entsprechende Projekte und Produkte fördern, damit die Krise uns nicht unvorbereitet trifft.

Dieser Vergleich weist darauf hin, dass die künftigen Schwierigkeiten der modernen Gesellschaft mit ihren Alten nicht unterschätzt werden dürfen und wir gleichzeitig daran zweifeln müssen, ob die Möglichkeiten einer Veränderung rechtzeitig wahrgenommen werden können. Bereits Machiavelli hat gesagt, dass es mit den Problemen einer guten Regierung ähnlich ist wie mit Krankheiten. Auch diese sind gut zu behandeln, solange sie schwer erkennbar sind. Wenn hingegen ein Leiden leicht erkannt wird, ist es oft schon unheilbar geworden.

Was ist zu tun? Wir können versuchen, rechtzeitig die Sensibilität für Gefahren zu schulen und die Individuen zumindest seelisch vorzubereiten. Wir können weiter unsere

Einsicht in die auf uns zukommenden Probleme vertiefen und uns dadurch von Erwartungen entlasten. Denn hohe Erwartungen sind seelisch ebenso gefährlich wie depressive Skrupel, welche die Realität schwärzer färben, als sie ist. Beide Mechanismen gehören zusammen. In jeder depressiven Verzweifelung steckt eine Größenphantasie, ein Stück der Illusion, man könne durch angestrengte Anpassung erreichen, dass im Leben alles glatt geht. Und umgekehrt steckt in der Grandiosität der Nur-Erfolgreichen, Tüchtigen und Glücklichen der Keim zum depressiven Zusammenbruch.

Jedenfalls ist das Alter heute nicht mehr an den schönen Bildern der Vergangenheit zu messen, die nach jüngeren Forschungen* keineswegs für alle traditionellen Kulturen gelten. Unsere gegenwärtigen Illusionen über das, was uns im Alter «eigentlich» zusteht, sind wohl im 19. Jahrhundert entstanden, zur Zeit des Biedermeier, das sich auch als Zivilisierungsschub und Prozess der Versittlichung beschreiben lässt. Damals wurden Greisin und Greis aus Symbolen für Tod und Verfall (als die sie im 18. Jahrhundert noch vielfach dienten) zu moralischen Vorbildern, die – eingebettet in eine ihnen dankbar zugewandte Familie – geehrt und respektiert werden. Wir haben schon erwähnt, dass damals noch längst nicht so viele Menschen so alt wurden wie heute. Diese gehörten auch eher den privilegierten Schichten an. Zudem war die Altersverehrung ähnlich wie die Ver-

* Das Problem des Verhältnisses der Generationen wird immer neu ausgehandelt und unterliegt beträchtlichen historischen Schwankungen. So gab es in der frühen Neuzeit Phasen der Altersverachtung, die dann – etwa im 19. Jahrhundert – durch Phasen der Altersverehrung abgelöst wurden. Vgl. Ch. Schachtner, «Störfall Alter», Frankfurt 1988, und G. Biegel (Hg.), «Geschichte des Alters», Braunschweig 1993

ehrung der Frauen («Sie flechten und weben Himmlische Rosen ins irdische Leben», dichtete Schiller) an Bedingungen geknüpft, die Katharina Gröning so zusammenfasst: «Sie wurden, einhergehend mit einer gewissen Verehrung, aus dem öffentlichen Raum in die Idylle der Gartenlaubenfamilie versetzt. Dort konnten sie von den Jungen verehrt und verklärt werden. Voraussetzung der Altersverehrung war allerdings auch, dass die Alten ihre Ressourcen und Güter nicht selbst verbrauchten, dass Vergnügungen und Zerstreuungen ihnen wenig bedeuteten, dass sie vor allem das Wohl ihrer Familie und Nachkommen im Auge hatten und dass sie ihren Besitz vererbten.»*

Im 19. Jahrhundert entstanden auch die zahllosen Drucke, auf denen das menschliche Alter als geordnete Abfolge von Stadien dargestellt ist. Analog zur statistischen Alterspyramide gehen diese Phasen vom Säugling zum Klein- und Schulkind. Daran schließt sich die Periode der Jugend; der Höhepunkt ist mit der Eheschließung erreicht. Auf dem Gipfel der Pyramide steht das Brautpaar. Danach der Abstieg über Elternschaft, rüstiges Alter und Greisenalter. Immer sind die Personen in Familien eingebunden, die Familie ist der Ort, in den Kinder ebenso wie Alte gehören, alles andere ist Ersatz, zweite Wahl, Zeichen für ein Versagen der Familie.

Dieses Bild ist auch im 20. Jahrhundert wenig korrigiert worden. Wissenschaftler haben es bekräftigt, in vielen entwicklungspsychologischen Studien wurde bestätigt, dass die Familie der ideale Ort für die Kindererziehung ist. Dass es unrecht ist, Alte in ein Heim «abzuschieben», hat sich bis

* K. Gröning, «Entweihung und Scham. Grenzsituationen in der Pflege alter Menschen», Frankfurt 2000

heute als Klischee erhalten. Gleichzeitig aber rechnen Alte mit einer größeren Zuwendung ihrer Angehörigen und mit Anerkennung vonseiten ihrer Bekannten, wenn sie etwa sagen: «Ich geh ins Heim, solange es mir noch gut geht, ich will schließlich im Alter niemandem zur Last fallen!»

In solchen Äußerungen wird deutlich, dass sich das biedermeierliche Bild des Alters in der Konsumgesellschaft auflöst. Damals wurde das Alter in den Schoß der Familie verlegt; dort bekamen (und gaben) die Alten alles, was sie brauchten und hatten. Die gesellschaftliche Individualisierung schreitet im Zug der Entwicklung zur Konsumgesellschaft weiter fort. Jetzt geht es nicht mehr nur um die bereits in der bürgerlichen Gesellschaft vorgeformte Selbstverwirklichung durch Arbeit, sondern auch um die Selbstbelohnung durch individuellen Konsum. Dabei soll niemand den anderen stören.

Der Spruch der Konsumgesellschaft lautet: «Man ist so alt, wie man sich fühlt!» Der Satz ist ein Appell an unsere Fähigkeit zu verdrängen. Unser Gefühlsleben bleibt in seinem Kern kindlich; was reift, ist unsere Fähigkeit, Affekte zu steuern und Ängste zu bewältigen. In der Konsumgesellschaft sind die Wünsche des Individuums ein ganz wesentlicher Inhalt der öffentlichen Kultur; sie werden in den verschiedensten Formen stimuliert. Den Alten wird klargemacht, dass es jenseits der 65 um Genuss geht. Sie sollen ihre wohlverdiente Freizeit genießen und sich für die Entbehrungen des Arbeitslebens entschädigen. Überall werden Projekte angeboten, wie 50-Jährige ihre finanzielle Absicherung im Alter verbessern können, um sich im Ruhestand für den Leistungsstress zu entschädigen. Damit verschwindet das Alter aus dem kollektiven Raum. In den Massenmedien ist niemand alt, es sei denn, wir wundern uns, wie jung Stars aussehen, von deren kalendarischem Alter wir wissen. Das öffentliche Projekt läuft auf Leidensfreiheit hinaus. Es wird verdrängt, dass zum Leben auch Krankheit, Verfall und Tod gehören. Wir haben keine Kultur des Abschieds, nur eine Kultur der Ankunft.

Diese Kultur des Abschieds einzufordern ist leichter, als einen Beitrag zu leisten. Nach einigem Zögern habe ich mich aber dazu entschlossen, mich in die subjektive Dynamik des alternden Menschen zu vertiefen. Für den psychoanalytisch Geschulten ist es hier weder Nachteil noch Vorteil, dass der Autor selbst sich der Schwelle des Alters nähert und sie in seiner Phantasie immer wieder probeweise überschreitet – es ist lediglich eine Verpflichtung, diese eigene geistige und gefühlshafte Haltung in seine Überlegungen einzubeziehen. Simone de Beauvoir, die seinerzeit mit großem Engagement versucht hat, die Verdrängungsschichten zu durchdringen, mit denen gerade auch die Intellektuellen das Alter ausgrenzen, erzählt auch, wie viele naive Einwände sie erntete: «Aber du bist doch noch gar nicht alt!»

Wie die Individualisierungsprozesse allgemein ist auch die Freisetzung unseres Umgangs mit dem Alter ambivalent zu sehen. Sie bietet Chancen und schafft Bedrückungen für alle jene, welche diese Chancen nicht wahrnehmen können. «Du bist so alt, wie du dich fühlst» ermutigt einerseits dazu, jugendliche Impulse auch angesichts eines «unpassenden» kalendarischen Alters auszuleben. Auf der anderen Seite kann die Ablehnung eines negativen Altersselbstbildes auch zu einer Zumutung werden. Unser gegenwärtiger Umgang mit dem Alter verlangt von uns, uns nicht alt zu fühlen und dem Klischee vom Alten nicht zu entsprechen, das die Jungen uns auferlegen. Die Alten sind gehalten, sich von den «wirklich Alten» abzugrenzen, vielleicht ähnlich, wie Touristen begeistert von Ländern und Orten erzählen, die sie aufgesucht haben, weil sie noch nicht vom Tourismus verdorben seien.

Im Zug der Individualisierungen löst sich die biedermeierliche Verehrung der Alten auf. Sie verschwindet nicht; nach wie vor gibt es ergreifendes, liebesvolles Engagement von Kindern, Nachbarn, ehrenamtlichen Helfern für Alte. Aber das Bild wird komplexer. «Sie leben immer länger, wer soll das bezahlen», fragt eine Wirtschaftszeitschrift*. Bereits 1989 sprach der Gießener Soziologe Reimer Gronemeyer von einem «drohenden Krieg der Jungen gegen die Alten» und malte ein Szenario aus, in dem im Jahr 2030 ein Berufstätiger einen Rentner durchschleppen muss wie der Schiffbrüchige im orientalischen Märchen den bösen Meergreis.** In dieser Zeit wird auch fast jede zweite Wahlstimme von den Senioren kommen; die Alten kosten zu viel und haben zu viel Macht, sie sind nicht mehr finanzierbar, zumal sie der nächsten Generation auch die ökologischen Reparaturarbeiten aufgeladen haben, die aus ihrem bedenkenlosen Umgang mit den Ressourcen entstanden sind.*** Ähnlich argumentiert die Kölner Ärztin, Politikerin (und frühere Leistungssportlerin) Heidi Schüller: Eine Bevölkerung, in der nur ein Drittel der Bevölkerung erwerbstätig ist und die

* «Manager-Magazin», Juli 1996

** Dieser tritt als hilfloser, hinfälliger Greis auf, der dringend bittet, doch zu einer nahen Quelle getragen zu werden. Kaum hat ihn aber der ahnungslose Fremde geschultert, klammert er sich mit würgender Kraft an ihn und zwingt ihn, ihm als Reitesel zu dienen. Auch nachts lockert er seinen Griff nicht, bis der Schiffbrüchige auf den Einfall kommt, Trauben zu vergären und ihn trunken zu machen.

*** R. Gronemeyer, «Die Entfernung vom Wolfsrudel. Über den drohenden Krieg der Jungen gegen die Alten», Frankfurt 1989

anderen beiden entweder in Ausbildung (bis 30) oder in Rente (ab 60), kann nicht stabil sein.* Schon heute stehen mehr als 16 Millionen Wählern über 60 Jahre nur 2,5 Millionen Wähler unter 21 Jahre gegenüber. Schüller fordert einen kritischeren Umgang mit dem Wahlrecht der Alten und eine Vorverlegung des Wahlrechts der Jungen.

Solche Vorschläge drücken eher die Probleme aus, als ihnen abzuhelfen. Sie beschwören einen Interessengegensatz, der politisch ausgebeutet werden kann. Wer ihn auf die Spitze treibt und sich zum Anwalt der einen oder anderen Seite ernennt, formuliert keine Wahrheiten, sondern eigene Ansprüche, sich zu profilieren. Eine Interessenvielfalt geht verloren, die Alt und Jung ebenso verbinden wie auf Abstand halten kann. Nicht getrennte Kulturen sind das, was den Individuen am meisten dient, sondern Möglichkeiten der Entfaltung, sowohl im Kontakt wie in der Distanz.

In den USA entstehen Altersghettos, in denen nur alte Menschen in klimatisch begünstigten Gegenden Plätze in einer Eigentumswohnanlage mieten können (manche dieser Siedlungen liegen in Mexiko, wo Arbeitskräfte billig zu haben sind). Gleichzeitig verbreitet sich *granny dumping*: die Polizei hat immer öfter mit verwirrten Alten zu tun, die von ihren Angehörigen ohne Papiere ausgesetzt werden und – Alzheimers Gesetz – zwar ihren Namen, aber nicht ihre letzte Adresse oder den Ort erinnern, wo ihre Kinder zu finden sind. Diese entledigen sich auf diese Weise ihrer Pflichten gerade so, wie es manche Städte im Mittelalter mit ihren Geisteskranken taten: Sie setzten diese auf ein Schiff und ließen es flussabwärts treiben; wer immer die Verirrten

* H. Schüller, «Die Alterslüge», Berlin 1996

aufnahm, musste sich jetzt aus Christenpflicht ihrer annehmen.

Ein weiteres Paradox ist, dass sich das Alter nicht nur nach oben ausbreitet, sondern auch nach unten. Mehr Menschen erreichen den Zustand, der als «hochbetagt» gilt. Er wurde früher als stein- oder uralt beschrieben und beginnt um die 80. Aber auch schon 45-Jährige können für einen neuen Arbeitsplatz «zu alt» sein und begehren dagegen auf, zum «alten Eisen» geworfen zu werden. Nur etwa jeder zehnte Berufstätige arbeitet wirklich bis zur «Altersgrenze» der gesetzlichen Rentenversicherung oder der Pensionierung eines Beamten. Die restlichen 90 Prozent scheiden früher aus; das durchschnittliche Berufsaustrittsalter lag 1986 bei 57 Jahren. Die Auseinandersetzung mit Alter und Hinfälligkeit der eigenen Eltern, die früher durch deren Tod rasch beendet oder doch durch die kürzere Lebenserwartung in eine Zeit verlegt wurde, in der die Kinder selbst nicht alt waren, beginnt heute oft erst an der Schwelle des eigenen Alters. «Ich muss jetzt in Rente gehen, um meine Mutter zu pflegen» ist ein Satz, der die eigene Zukunftsperspektive auf die Auseinandersetzung mit dem Alter einengt. Das gilt vor allem für kinderlose Frauen, die sich mit der Phantasie plagen müssen, dass der Liebesdienst, den sie jetzt erweisen, sie selbst nicht vor dem Lebensabend im Pflegeheim schützen wird.

Wir fürchten uns vor dem nackten Alter weit weniger als vor seinen Kostümen: vor allem vor Hinfälligkeit, Ohnmacht, Behinderung, Unfähigkeit, sich selbst zu waschen, die eigenen Ausscheidungen zu kontrollieren, gegen Schmerzen und Misshandlungen etwas zu unternehmen. Da wir von Anbeginn unseres Lebens altern, ist uns dieser Prozess ebenso vertraut wie sein unweigerliches Ende im

Tod banal. Es scheint auch eine menschliche Grundhaltung zu sein, die emotionale Brisanz des Alters so lange zu verleugnen, bis wir an einem oder mehreren Ereignissen spüren, dass wir die Phase der wachsenden Grandiosität hinter uns haben und uns darauf einstellen müssen, dass unser Leben nicht mehr expandiert. Dieses psychische Feld, in dem sich Alter und Jugend gewissermaßen überschneiden, beginnt bei einem Leistungssportler mit 25 Jahren, bei anderen erheblich später. In diesem Feld können sich durchaus noch neue Ansätze ergeben, neue Entwicklungen beginnen, aber die körperliche Basis des Selbstgefühls stellt das Ich in jedem Fall vor die Aufgabe, sich damit abzufinden, dass die Spielräume enger geworden sind und künftig die Aufgabe, standzuhalten, nicht unter ein erreichtes Niveau zu sinken, ebenso viel Energie beanspruchen wird wie die Expansion – und mehr.

Angst bereitet uns schlecht auf eine Auseinandersetzung vor, weil sie uns nahe legt, zu vermeiden, was wir fürchten, möglichst wenig daran zu denken und Vorsorge abzulehnen, weil sie ja solche Gedanken erzwingt. Mit dem kaum einzuhaltenden Versprechen «Altern ohne Angst» will ich das tun, was Polonius im *Hamlet* versucht: den Wahrheitskarpfen mit einem Lügenköder zu fangen. Denn wenn wir rechtzeitig und gründlich über unsere Ängste nachdenken, kann es doch sein, dass wir im Ernstfall vorbereitet sind und diesen dann mit weniger Angst bestehen. Mein Text richtet sich an Betroffene – das heißt an jeden, der sich bewusster mit dem Alter auseinander setzen will. Er verlangt keine speziellen Fachkenntnisse und zielt in Richtung einer höheren und rechtzeitigen Aufmerksamkeit für das Alter. Diese sollte dann einer intensiveren und engagierteren Betreuung jener Einrichtungen den Weg bahnen, deren Qualität einerseits sichert, dass wir vor dem Schatten des Alters (der Pflegebedürftigkeit) weniger Angst haben müssen, deren gegenwärtiger Zustand aber für alle, die ihn kennen, ein wesentlicher Grund ist, sich vor dem Alter zu fürchten.

Einleitung: Die Angst und das Alter

Müssen wir uns vor dem Alter fürchten? Ist die milde Depression, die manchmal als Stimmung des Alters beschrieben wird, in der Tat unausweichlich? Wer beispielsweise die Briefe des alternden Freud liest, gewinnt durchaus diesen Eindruck. Sie wimmeln von Klagen, der Pessimismus steht da wie der Marmorblock des Sisyphos; der Leser weiß nicht, was ihn mehr verwundert: das Maß an Hypochondrie, Verstimmung und Kummer oder die Unermüdlichkeit, mit der unser Archetypus des Psychotherapeuten immer wieder seine düstere Stimmung beiseite schiebt und sich auf die ihm gestellte Aufgabe konzentriert. Jedenfalls ist das kein ruhiges, weises, milde und glücklich auf ein langes, reiches Leben zurückschauendes Alter, wie wir es von manchen Novellen des 19. Jahrhunderts her kennen. Wir bekämpfen unsere Angst vor dem Alter mit dem Wunsch, nicht alt zu werden, wohl wissend, dass wir keine Aussicht auf einen Sieg haben. Dieser Wunsch ist unerfüllbar, er ist kindlich, aber er ist keineswegs töricht. Er ist vielen nachdenklichen Menschen nahe. Aber gegen das Alter hilft nicht die Jugend, das Jungbleiben, das Training oder die Vorsorgeuntersuchung. Sie alle zögern es nur hinaus. Wirkliche Hilfe bringt allein der Tod. Aber den Tod fürchten die meisten von uns noch mehr als das Alter.

Der Volksmund nennt den Tod einen Bruder des Schlafes. Der Schlaf ängstigt uns nicht, im Gegenteil: Ihn zu finden ist ein Zeichen, dass die ärgsten Ängste vorbei sind. Wenn wir vergeblich nach ihm suchen und uns doch hellwach von einer Seite auf die andere drehen, verstärkt das in der Regel unsere Angst. Wie sollen wir mit dem Tag fertig werden, wenn wir nicht schlafen können!

Es ist eine fesselnde und wenig erforschte Frage, warum wir den Tod so viel mehr fürchten als den Schlaf und warum der Gedanke, zu «entschlafen», für die meisten Menschen nichts Entspannendes und Beruhigendes hat. Wir meiden solche Gedanken, wir vertreiben Bilder des Todes und finden die Menschen merkwürdig, die eine Passion für Friedhöfe haben, nicht anders als die Jugendmode der Grufties, die sich als Vampire verkleiden und auf Gräbern schwarze Messen feiern.

Warum vertrauen wir darauf, dass wir nicht sterben, wenn wir einschlafen? Natürlich wissen wir, dass der Schlaf etwas anderes ist als der Tod. Wir atmen noch und können erweckt werden. Aber dieses Wissen ist Eigentum unseres bewussten Ichs, und dieses hat keine Macht über den Schlaf. Dennoch scheint etwas in uns die Zuversicht aufrechtzuerhalten, dass der Ichverlust beim Einschlafen harmlos ist, der Ichverlust beim Sterben jedoch nicht.

In vieler Hinsicht ist der Schlaf ebenso befremdlich wie der Tod. Aber normalerweise erleben wir ihn nur als unbedeutende Unterbrechung der Kontinuität des Erlebens, vielleicht sogar als Erholung und als Quelle von Träumen. Es gibt bei Angstpatienten manchmal Ausnahmen. Sie fürchten den Augenblick des Kontrollverlusts, der den Schlaf einleitet, sie können nicht loslassen. Wenn der Schlaf anfängt, die Macht zu übernehmen, schlägt ihr Ich Alarm. Sie schrecken hoch, als hätte sie ein Raubtier angegriffen.

Ob wir aus dem Tod zu etwas anderem erwachen, wissen wir nicht. Viele Menschen glauben daran. Wer beobachtet hat, wie empfindlich unsere Persönlichkeit auf winzige

Veränderungen in den Nervenzellen reagiert, kann sich nicht vorstellen, dass sie den Zerfall des Gehirns übersteht. Eine Durchblutungsstörung, und aus einem lebensfrohen, fleißigen Menschen wird binnen weniger Tage ein stammelnder Invalide, der sich nie mehr ohne Rollstuhl bewegen wird. Wo ist da die Macht des Geistes über den Körper?

Unser Bewusstsein mag den Tod annehmen, aber wir können ihn nicht rufen wie einen Hausdiener, der uns zur Türe bringt. Das vegetative Leben in uns kämpft gegen ihn, ob wir das nun wollen oder nicht. Atemzentrum und Herz geben nicht auf, ähnlich wie das Ich des angstneurotischen Schläfers ihn aufschreckt, sobald seine Lider sinken und er hinübergleiten würde in das Unbekannte.

Wir werden noch öfter der scheinbaren Paradoxie begegnen, dass ich die Macht der seelischen Leistungen über die körperliche Einschränkung gleichzeitig behaupte und bestreite. Ich will dieses Dilemma der psychologischen Ratgeber nicht verkleinern. Wenn sich eine solche Hilfe um Ernsthaftigkeit und Selbstkritik bemüht, kann sie dieser Spannung nicht entgehen. Wir müssen an die Macht der Psyche glauben, um sie optimal nutzen zu können, und wir müssen um ihre Ohnmacht wissen, um keine falschen Versprechungen zu machen oder um nicht vor dem Zusammenbruch überhöhter Hoffnungen zu verzagen.

Die Situation des Autors lässt sich vielleicht mit der eines Expeditionsleiters vergleichen. Auch dieser muss beides mitbringen: Zuversicht, dass ein Ziel erreichbar ist, und Respekt vor der Übermacht von Wind und Kälte. Wenn allen klar ist, dass er keine Macht über den Schneesturm hat, werden sie sich beizeiten um die Qualität der Anoraks kümmern.

1 Die Unberechenbarkeit der Angst

Ehe wir uns der Angst vor dem Alter zuwenden können, müssen wir über Angst schlechthin nachdenken. Unsere erste Frage ist: Sollen wir erstaunt sein, dass Menschen so häufig unter Ängsten leiden – oder uns eher darüber wundern, welche Risiken sie bedenkenlos eingehen und wie wenig sie sich fürchten? Das ist eine der Entweder-oder-Fragen, auf die ein «Ja» die richtige Antwort ist. Was bleibt, ist ein Gesichtspunkt, der uns beschäftigen muss: Angst wandert auf unsichtbaren Wegen, sie erscheint plötzlich, quält uns und droht uns zu überwältigen; dann wieder verschwindet sie und lässt Dinge geschehen, vor denen wir uns eigentlich fürchten müssten. Es gibt Menschen, die zu jedem Abgrund einen Sicherheitsabstand brauchen wie zu einem großen Raubtier, während es andere genießen, an winzigen Griffen und Tritten überhängende Felswände zu durchklettern oder mit dem Fallschirm abzuspringen. Es gibt Jugendliche, die sich fürchten, eine Kopfschmerztablette einzunehmen, und andere, die bedenkenlos Drogen einwerfen oder spritzen, die sie Gesundheit und Leben kosten. Es gibt Menschen, die sich danach drängen, einem großen Publikum ihr Intimleben preiszugeben, und andere, denen der Schweiß ausbricht, wenn sie vor zehn Studenten einen tadellos vorbereiteten wissenschaftlichen Vortrag halten müssen.

In der normalen Lebensgeschichte mischen sich diese Extreme. Die Zeit der weitgehend angstfreien Lebensperioden ist größer als die der angstbestimmten; dennoch bleiben diese im Hintergrund vorhanden und melden sich, wenn ungewöhnliche Ereignisse eintreten und die kindliche Erwartung durchkreuzen, dass im Leben doch eigentlich alles glatt gehen müsste. Die Angst liegt an der Kette, wir halten sie sogar für einen treuen Hirtenhund, der uns vor Einbrechern warnt. Aber plötzlich treten Ereignisse in unser Leben, die uns eines Besseren belehren und auf uns den Eindruck machen, der Wächter sei nicht unser Diener, sondern mache sich zum Herrscher über unseren seelischen Haushalt. Die Situation erinnert an geschichtliche Ereignisse, in denen die ursprünglich zum Schutz eines Herrschers bestellten Bewaffneten plötzlich erkennen, dass sie mächtiger sind als er, ihre Treueeid preisgeben und sich an seine Stelle setzen.

Während der gestürzte Tyrann noch darüber klagen mag, dass er selbst sich die Ursache seines Untergangs ausgesucht habe, können wir uns immerhin damit trösten, dass die Angst in uns viel älter ist als unser philosophisch geschultes Ich. Sie stammt aus dem Überlebensrepertoire der Wirbeltiere. Wir wissen natürlich nicht, ob die Maus vor der Katze Angst hat oder der Spatz vor dem Falken. Aber ihr Verhalten erinnert uns an unseren eigenen Ur-Wunsch, unseren Abstand zu potenziell bedrohlichen Dingen, Ereignissen und Organismen selbst zu bestimmen und ihn nur vorsichtig so zu verkürzen, dass uns Zeit und Raum für unseren Rückzug bleiben.

Die Angst ist vermutlich in der Evolution aus diesem höchst sinnvollen, oft lebensrettenden Fluchtimpuls entstanden. Zum Überleben half es wohl auch, dass die ängstliche Erregung, welche den Organismus körperlich und geistig auf die Flucht vorbereitet und diese einleiten hilft, ein höchst unangenehmer Zustand ist. Es wird erzählt, dass im mittelalterlichen Handwerk der Meister dem Lehrling eine schallende Ohrfeige gab, wenn er ihm eine Einzelheit mitgeteilt hatte, die sozusagen zum Kernwissen der Kunst gehörte. So gepeinigt, sollte sich der Novize genauer erinnern. Wir ersparen unseren Schülern solchen Nachdruck und wollen auch, dass er uns vonseiten unserer Lehrer erspart wird. Aber die Lehrmeister der Evolution sind nicht so zimperlich; sie haben uns reichlich mit Schmerz- und Angstbereitschaften ausgestattet, damit wir uns unser Überlebensrepertoire genügend zu Herzen nehmen. Viele höhere Tiere haben vor allem Angst, was sie nicht kennen, und meiden Nähe zu allem, was sie nicht beherrschen können, also auch zu Artgenossen. Da zu ihrer Fortpflanzung körperlicher Austausch notwendig ist, haben sie komplexe Balzrituale entwickelt, um diese Grundangst kurzfristig zu überwinden. Diese Angst reift mit der Beweglichkeit und Autonomie; sie wäre bei einem hilflosen Säugling fehl am Platz.

Die Verhaltensforscher haben diese Reifungsprozesse von instinktiven und erlernten Angstreaktionen intensiv untersucht; der Psychotherapeut kann nur mit der banalen, aber folgenschweren Ergänzung dienen, dass diese Tiere ihren Angsthaushalt weit ökonomischer gestalten können als der Mensch. Wer jeden erwachsenen Artgenossen für einen Störenfried hält und nur durch die Brunft diese Grundhaltung kurzfristig überwindet, kennt keine Bindung und braucht sich nicht vor den zahllosen Quellen von Angst und Schmerz zu fürchten, die mit einem Bindungs- oder Liebesleben zusammenhängen. Menschen jedoch lieben manche Personen und fürchten andere. In den verzwicktesten Fällen fürchten sie sich gerade vor denen, die sie lieben. Sie lieben ihre Ideale und fürchten sich, ihnen nicht zu entsprechen. Sie lieben ihren Körper, hoffen, dass er ihrem Ich verlässlich dient, und fürchten seine Störungen, seine Neigung, sie mit Schmerz- und Angstreizen zu behelligen.

Weil unsere Situation derart kompliziert ist, entwickeln wir ein geistiges System, um zukünftige Ereignisse vorauszuberechnen und Schmerz- wie Angstquellen zu orten. Damit erweitern wir die äußere Realität, die uns viel antun kann, durch eine innere, die unter Umständen noch bedrohlicher ist. Unsere Phantasie kann uns vor Angst schützen, indem sie uns Gefahren voraussehen lässt. Sie kann uns aber auch in Ängste stürzen, wenn sie dabei nicht durch ein Stück Unbekümmertheit und Zukunftsvertrauen gezügelt wird. Angst differenziert nicht, sondern sie vereinfacht. Es gibt in ihr keine unterschiedlichen Probleme mehr, sondern nur noch die eine, die umfassende Katastrophe. Daher sind wir in einer Angststimmung auch nicht zufrieden, wenn wir das vorliegende Problem erkannt und alles in unserer Macht Liegende getan haben, um es zu bewältigen. Die Angst will uns strafen, dass wir sie sozusagen gerufen haben. Sie zahlt es uns heim, dass wir ihren Auslöser nicht vermeiden konnten. Sie treibt unser Denken bis zu dem Punkt der Panik. Wenn unser Kind eine schlechte Note hat, wird es als Landstreicher unter einer Brücke schlafen müssen; wenn wir eine Verhärtung in unserem Körper ertasten, müssen wir an Krebs sterben; wenn wir nicht noch einmal prüfen, ob die Türe verschlossen ist, wird ein Einbrecher unsere Wohnung leeren.

2 Überschätzte Verletzbarkeit

Wer einmal gefastet hat, erinnert sich sicher noch, wie stark damals seine Empfindlichkeit für den Geruch von Speisen wuchs; er glaubte eine Frittenbude aus großer Entfernung wittern zu können. Schon früh haben Sozialpsychologen dokumentiert, dass nicht nur vitale Instinkte diese Macht über unsere Wahrnehmung haben, sondern auch soziale Wünsche. Arme Kinder zeichnen beispielsweise größere Umrisse von Münzen auf Papier als reiche.

Weniger bekannt ist, dass auch die Angst unsere Wahrnehmung verändert. In dem Bestreben, uns wirksam vor Gefahren zu schützen, übertreibt sie deren Folgen, sodass uns die Phantasie drohender Ereignisse mehr ängstigt, als es diese selbst tun. Das liegt zunächst daran, dass in unserer Phantasie alle «erdenklichen» Gefahren zugleich vorweggenommen werden, wenn wir erst einmal in die Angststimmung geraten sind, während wir in der Realität häufig nur *einem* Problem aufs Mal begegnen.

Ein Team um den Harvard-Psychologen Daniel T. Gilbert hat über fünfhundert Menschen, von denen die Hälfte vor kurzem einen Liebespartner verloren und die andere Hälfte vor kurzem einen gewonnen hatte, die Dauer ihrer Glücks- beziehungsweise Elendsgefühle schätzen lassen. Es zeigte sich eindeutig, dass Menschen die Dauer ihrer Euphorie angesichts eines Erfolgserlebnisses realistisch einschätzen können. Angesichts eines Schicksalsschlages aber überschätzen sie die Dauer ihrer Depression erheblich.

Man kann nun fragen, ob die Angst der Agent des Realitätsverlustes im Negativen ist, während die Lust an die positive Realität bindet. Eindeutig ist der Angstnutzen: Wenn wir wüssten, wie gut wir auch mit unangenehmen Dingen fertig werden, würden wir uns weniger bemühen, sie zu vermeiden. Die Angst steigert ihre Macht, indem sie unser Wissen um die Mittel verdüstert, welche diese Macht einschränken.

Die aus der Beobachtung von Wirbeltieren abgeleiteten Gesichtspunkte helfen also auch im Umgang mit der Angstbereitschaft des modernen Menschen: Angst vermindert sich durch Gewöhnung und/oder durch Flucht. Wo wir nicht fliehen können, müssen wir auf die Gewöhnung vertrauen. Jede Angst, an die wir uns gewöhnen, stärkt unsere Möglichkeiten, Angst zu beherrschen, während jede Angst, die uns zur Flucht veranlasst hat, in ihrer Macht unangetastet bleibt.

Die psychoanalytische Ergänzung dieser Grundgesetze betrifft die Angstvermeidung* durch Unbewusstmachen: durch Verdrängung, Verleugnung oder Kombinationen beider. Zu verdrängen ermöglicht eine Flucht nach innen. Wie durch jede Flucht wird auch durch diese der Sicherheitsabstand wiederhergestellt und dadurch die Empfindung der Kontrolle über die Umwelt erneuert. Aber das Verdrängte ist nicht bewältigt. Wenn es wiederkehrt, plagt es das Ich aufs Neue. Gegen die Verdrängung mobilisieren wir die Einsicht. Sie erlaubt dem verdrängten Inhalt, in das Bewusstsein zurückzukehren, unter der Bedingung, dass er keinen Schaden anrichtet.

* Bereits Freud hat darauf bestanden, dass angesichts phobischer Symptome (also der Vermeidung bestimmter Reize aus Angst) der Psychotherapeut aktiv wird und versucht, den Kranken von dieser Vermeidung abzuhalten. Die Verhaltenstherapie entwickelte differenzierte Strategien, um Angstvermeidungen abzubauen und so die Angstbewältigung zu stärken.

Es gibt eine Zeit, in der Gliederschmerzen, eine Zahnfleischentzündung, Hör- oder Sehprobleme, ein Husten oder eine Schwäche beim Treppensteigen, kurz: irgendeines der zahllosen Zeichen unserer körperlichen Anfälligkeit plötzlich mehr bedeuten als bisher. Es sind nicht mehr Landstreicher, die kommen und gehen, vielleicht etwas stehlen (in diesem Fall: Zeit), wanderndes Volk, das wieder verschwinden wird, ohne Spuren zu hinterlassen. Dann werden dieselben Ereignisse Kundschafter des Gegners, feindliche Vortruppen, welche den Anmarsch des Hauptheeres ankündigen. Der Jugendliche, der sich ein Motorrad kauft, Drogen einwirft und eine Rucksackreise durch Indien plant, orientiert sich zum Leben hin und hält seine Möglichkeiten der Regeneration für unerschöpflich. Irgendwann wird durch verschiedene Einflüsse – der mächtigste davon ist die Zeit – aus ihm der Erwachsene, der nicht mehr auf Expansion und Eroberung setzt, sondern zufrieden ist, wenn er standhalten kann, noch später der Greis, der froh ist um jeden Tag, an dem nicht die Hinfälligkeit den Rest seiner Kräfte überfordert.

Oft lässt sich der Wendepunkt ausmachen, an dem die Grenzen der eigenen Ressourcen bewusst werden. Menschen mit guten Verdrängungskapazitäten werden plötzlich von ihrer Todesnähe überwältigt; andere bereiten sich schon im Jugendalter darauf vor. Ich erinnere mich an eine bald sechzigjährige, gutherzige und etwas exaltierte Frau, die immer Zuversicht und Optimismus versprühte. Nach einem schweren Sturz durch die morsche Holzdecke ihres als Alterssitz erworbenen Bauernhauses fiel es ihr wie Schuppen von den Augen: Auch sie würde irgendwann alt werden und sterben. Dieser Gedanke überraschte und belastete sie so sehr, dass sie in eine schwere Depression geriet. Ich fragte sie eindringlich, ob sie tatsächlich noch nie vorher an den Tod gedacht habe. Sie sagte, tief überzeugt, das sei ihr nie in den Sinn gekommen, sie habe sich immer viel zu jung gefühlt.

Ich habe eine Liste von Ereignissen aufgestellt, die für den Wandel der Perspektive vom Leben zum Tod stehen können:

Schwere Erkrankungen mit Einschränkungen
der Beweglichkeit

Der Tod von Freunden

Der Tod eines Kindes, eines Partners

Der Tod der Eltern

Nicht fortgesetzte Erfolge

3 Die Steuerung des Selbstwertgefühls

Eine weitgehend narrensichere Steuerung des Selbstgefühls ergibt sich für den Menschen nur dann, wenn er unter Lebensumständen existiert, die keine grandiosen Projekte erlauben, was die Zukunft bringen und was ich in Zukunft sein müsste. In dieser Situation kann niemand längere Zeit auf ein Minimum an Realitätsorientierung verzichten, ohne zu sterben.

Unser Organismus ist auf ein ganz anderes Leben zugeschnitten, als wir es in der Zivilisation führen können. Die menschliche Psyche bereitet uns auf ein Leben in steter Bewegung und engem Kontakt mit natürlichen Ressourcen vor. Von einer inneren Disziplin getragene, harte Arbeit ist etwas, das wir kulturell erworben haben und lernen müssen. (Der biblische Paradies-Mythos beschreibt diesen Schritt von der Altsteinzeit zur agrarischen Kultur auf seine Weise.)

Eine der zentralen psychologischen Fragen in der Zivilisation lautet: Was geschieht mit unserem narzisstischen System – unserem Selbstgefühl –, wenn nicht eine ebenso unbarmherzige wie letztlich auch gnädige Realität uns täglich mit den Folgen unseres Tuns konfrontiert? Denn der Mensch kann zwar weit in die Zukunft sehen und viel erkennen, was sich dort abspielen wird. Aber es fällt ihm unendlich schwer und misslingt häufig, dass er nach diesen Einsichten handelt. Solange uns die Realität eine Wahl lässt, folgen wir meist gegen unsere Einsicht den Triebwünschen. Die meisten unserer seelischen Probleme entstehen daraus, dass die Menschen, je mehr Kontrolle über die Natur sie gewinnen, desto weniger unmittelbare Rückmeldungen finden. Unsere Größenphantasien wuchern und treiben uns in Katastrophen. Diese wären unter den harten Bedingungen jener Epoche nicht möglich, in der unsere seelischen Strukturen entstanden sind. Ein Jäger und Sammler kann nicht untätig bleiben und hoffen, dass andere die richtigen Entscheidungen treffen und ihn gut versorgen. Er muss sich selbst um sein Überleben kümmern, oder er bleibt hungrig. So werden seine Größenphantasien immer wieder entleert und auf die Wirklichkeit abgestimmt.

Das Selbstgefühl speist sich aus Vorbildern, aber diese Vorbilder werden nicht kopiert, sondern verwertet, um aus ihnen einen eigenen Entwurf herzustellen. In traditionell bestimmten Umwelten ist dieser Entwurf der Realität nahe und von einfacher Bauart, eben weil auch die Welt enger und übersichtlicher ist. In der Moderne ist dieser Entwurf grandios und aus unendlich vielen Elementen kollagiert.

In unserem Modell vergleichen wir das Selbstgefühl mit einem jener tropischen Bäume, die Luftwurzeln treiben. So können ausladende Äste, die vom nächsten Sturm gebrochen würden, eine Stütze nach unten senden, die sich im Boden verankert und dazu beiträgt, dass die Äste weiter und weiter ausgreifen. Aber dieser Vergleich trifft nur auf Lebensläufe zu, in denen Expansion und Sicherung in einem stabilen Verhältnis zueinander stehen. Narzisstische Krisen treten dann auf, wenn entweder das grandios ausgreifende Selbstgefühl keine Stützen in der Realität findet oder solche Stützen wegfallen, ohne dass es gelingt, das entstandene Ungleichgewicht durch einen Prozess der Frontverkürzung und Gesundschrumpfung (der Trauerarbeit) zu beseitigen. Die Stützen unserer Grandiosität, die sie sozusagen alltagstauglich und wetterfest machen, haben vielerlei Gestalt. In ihrer ältesten Form sind es vielleicht Werkzeuge, Dinge, die ein Urmensch nicht nach Gebrauch fortgeworfen hat wie der Schimpanse den Prügel, mit dem er einen Leoparden verscheuchte. Waffen verleihen bis heute ein Gefühl der Sicherheit und der Überlegenheit. In den Heldensagen gibt es immer magische Schwerter, an denen jede andere Waffe zerbricht, Helme und Schilde, die unfehlbar schützen, Gürtel oder Ringe, die Zwölfmännerstärke verleihen. Sie sind der sprechende Beweis, wie sehr das Selbstgefühl der Stütze bedarf. Bereits in den Märchen und Sagen wird auch eine elementare Geschlechterteilung fassbar: Männer tragen einen Stärkezauber, um im Kampf zu siegen, Frauen aber einen magischen Gürtel, der jeden mit Liebe und Begehren erfüllt.

Eine weitere, sehr wesentliche Stütze des Selbstgefühls ist die Heimat. Unter diesem Begriff lassen sich alle vertrauten Eindrücke zusammenfassen, die um das Individuum, sobald es seine Umwelt wahrnehmen kann, eine Art Kokon aufbauen. Ein Verlust der gewohnten Umgebung ist ein sehr wesentlicher Risikofaktor für seelische Zusammenbrüche. Während die Heimatverluste auf allen Altersstufen das Selbstgefühl gefährden, werden später andere Stützen entwickelt, die Heimatverluste kompensieren können und mit der Leistungsfähigkeit des Individuums zusammenhängen. Eine dieser Stützen sind narzisstisch bestätigende Beziehungen – Freundschaft, Liebe, auch der Beifall der Menge oder die Anerkennung, welche die eigene Berufsarbeit findet. Beruflicher Erfolg kann über einen Mangel an Liebe hinweghelfen; Liebe über einen Mangel an Erfolg. Wem aber beide brüchig werden, der hat Mühe, sein Selbstgefühl aufrechtzuerhalten. Wer sich beklagt, dass seine

Arbeit nicht genügend anerkannt wird, obwohl er eine gut bezahlte Anstellung hat, ist meist in seinem Liebesleben so enttäuscht, dass er den beruflichen Bereich narzisstisch überfordert.

In Lebenskrisen wird oft eine fatale Neigung deutlich, angesichts des Bruchs der einen Stütze die anderen so zu überfordern, dass auch diese brechen. Der arbeitslose Mann wird beispielsweise in seiner Liebesbeziehung derart mürrisch und weigert sich, seiner Partnerin auch nur die kleinste Hausarbeit abzunehmen, dass sie ihn bald nicht mehr trösten, sondern nur noch zusätzlich entwerten kann.

Nun ist der Aufbau des menschlichen Narzissmus komplizierter, als ihn unsere Metaphern zeigen. Stützen sind notwendig, aber sie können innen und damit unsichtbar oder außen und damit sichtbar sein. Wenn beispielsweise ein Mann von seiner Frau verlassen wird, büßt er in der Regel eine Stütze seines Selbstgefühls ein. Aber Männer reagieren sehr unterschiedlich auf diese Situation: manche mit heftigster Wut, andere mit Trauer, der eine ist vielleicht erleichtert, denn jetzt ist er das Schuldgefühl wegen seiner heimlichen Liebschaft los, der andere verzweifelt und suizidal.

Die mörderische Aggression, welche Trennungen gar nicht selten freisetzen, scheint eine Notfallreaktion, eine Rückkehr zu primitiver Gewalt, um den jetzt der Stütze beraubten Teil des Selbstgefühls daran zu hindern, die Stabilität des Ganzen zu gefährden. Auch die Soldaten in einer belagerten Festung sprengen das Vorwerk in die Luft, ehe es vom Feind eingenommen wird, obwohl sie es bis zur letzten Minute mit großen Opfern verteidigt haben.

Wenn manche Menschen diesen Schrumpfungsprozess so viel günstiger gestalten können als andere, liegt das an inneren Strukturen. Ein verlassener Mann, der sich selbst oder seine treulose Frau tötet, weil er sich der zentralen Stütze seines Selbstgefühls beraubt erlebt, hat keine innere Struktur, keinen Halt, der es ihm ermöglicht, das Geschehene einzuordnen. Das bedeutet, er kann das Scheitern einer Liebesbeziehung nicht von einer grundsätzlichen Entwertung seiner Liebesfähigkeit trennen. Das Selbstgefühl stützt sich nur zum Teil auf die Realität. Es basiert darüber hinaus auf dem Glauben an die Sicherheit und Beständigkeit dieser Realität.

Seine Struktur ist aus Phantasie und Wahrnehmung, aus Illusion und Realität gemischt. Der Traumatisierte verliert diesen Glauben, dass die Realität stabil ist. Er fürchtet sich jetzt dort, wo er sich einst sicher glaubte. Wer bestohlen wurde, sieht in jedem den Dieb, wer von einem Sexualpartner schwer gekränkt wurde, sieht in allen Männern und Frauen Betrüger. Extremtraumatisierungen wie die Folter lassen das Opfer, wie es Jean Améry beschrieben hat, nicht mehr heimisch werden in der Welt.

Die normale «Heilung» einer seelischen Verletzung sieht so aus, dass sich die Mischung aus Realitätswahrnehmung und Phantasie wieder aufbaut und gegenseitig festigt, aus der die Stützen unseres Selbstgefühls bestehen. Die Kraft zu dieser Regeneration reicht weit. Dieser Prozess lässt sich jedoch nicht erzwingen. Daher ist keine Metapher, die ein Mensch seiner Umwelt entnimmt, gefährlicher und problematischer als die von der Machbarkeit emotionaler Qualitäten. Liebe, Glück, Hoffnung, Weisheit, Kreativität können unter günstigen Umständen entstehen und wachsen. Aber machen können wir sie nicht – wir können nur die Einflüsse mindern, die ihrem Wachstum schaden.

Die individuelle Machbarkeit von Glück und damit

auch die Idee der Schuld angesichts von Misserfolgen sind geistige Haltungen, welche das enorme Anwachsen der Depression in den modernen Gesellschaften begründen. In der depressiven Entwicklung bleiben dem braven Kind traumatische Erfahrungen erspart. Der potenziell Depressive sieht wohl, dass es solche Verletzungen gibt, aber sie treffen andere, die sich weniger bemühen als er. Die Illusion dahinter ist, dass durch Wendung der Aggression gegen die eigene Person – in der Form von Anpassung, Leistungshaltung, Vorwegnahme von Kritik – die Umwelt zuverlässig davon abgehalten werden kann, das Selbstgefühl zu verletzen. In der Tat hat der Depressive in der Schule Erfolg, die Eltern fühlen sich durch das brave Kind bereichert. Es kann durchaus so weitergehen, Karriere im Beruf, eine gute Ehe, wohlgeratene Kinder. Um den latent Depressiven herum gibt es Gewalt, Betrug, Menschen sterben an Krebs oder an Drogensucht. Er aber kann solche Gefahren ausgrenzen, sie meinen ihn nicht. Und solange sie ihn auch nicht tatsächlich treffen, weiß nicht einmal er selbst, dass er depressiv ist, er ist eben «ganz normal».

Aber wenn dieses Abwehrsystem verletzt wird, erkennt man seine Brüchigkeit. Wenn seine Frau fremdgeht, sein Kind in der Schule versagt, sein Arbeitgeber ihm kündigt, schwindet nicht nur die Zuversicht, sondern sie schlägt in ihr Gegenteil um. In der Depression erlebt der Kranke nicht mehr, dass die Übel der Welt den verschonen, der brav und selbstkritisch genug ist – er fürchtet im Gegenteil, dass sich alle zugleich auf ihn stürzen werden. Oft ist das letzte äußere Trauma, welches die Depression auslöst, scheinbar harmlos. Wer aber die Entwicklung des Depressiven verfolgt hat, der sieht, wie viel an Wachstumsmöglichkeiten er sich schon früher genommen hat, aus Angst, die Sicherheiten seiner Existenz zu gefährden.

Ein Aspekt, der in den bisherigen Forschungen über die Verarbeitung seelischer Verletzungen wenig beachtet wurde, ist die heilsame Wirkung von Naturerlebnissen von Pflanzen und Tieren. Ähnlich wie die Bedeutung der Heimat, die in der Gestalt des Krankheitsbildes der «Umzugsdepression» immerhin Eingang in psychiatrische Diagnosen gefunden hat, wird auch dieser Einfluss eher bagatellisiert und belächelt, so wie sich der Nicht-Tierliebhaber nicht vorstellen mag, welche seelische Festigung die Beziehung zu einem Hund oder einem Pferd bieten kann.

Die Mythen der Moderne sind Beziehungsmythen; wer die richtige Aufgabe, die richtige Liebe gefunden hat, ist glücklich, egal, wo und wie er lebt. Dass es auch eine andere Dimension gibt, hat Michael Balint in seinem Bild der Philobatie gezeigt. Er meint damit eine Reaktion auf frühe Verletzungen, die ein Kind in einem vorsprachlichen Bereich treffen und in der Psychoanalyse als «Frühstörungen» von den klassischen ödipalen Störungen unterschieden werden.

Balint benennt zwei Möglichkeiten, diese Schäden auszugleichen, die Philobatie und die Oknophilie. Er folgt damit einer von Freud begründeten Leidenschaft, komplexen seelischen Zusammenhängen durch Wortneuschöpfungen eine fast dinghafte Qualität zu geben. Jedenfalls meint die Philobatie eine Einstellung, welche die freundlichen Weiten zur Zuflucht macht, Landschaften mit freiem Blick, schnelle, raumerobernde Bewegung wie Segeln, Skifahren, Fliegen. Der Gegensatz zum Philobaten, dem «Gehfreudigen», ist der oder die Oknophile, die anklammernde Person, welche ihre Ängste dadurch bändigt, dass sie sich an ein Objekt klammert und es um keinen Preis loslässt. Beide Einstellungen schließen sich nicht gegenseitig aus. In einem Fall suchte ein junger Lehrer nach einer enttäuschenden Liebesbeziehung Zuflucht auf Fernreisen mit einem wüstentauglichen VW-Bus. Schließlich lernte er in Nordafrika eine neue Frau kennen, die er heiratete und an die er sich gegenwärtig auf eine ganz ähnliche Weise klammert, wie er es bei seiner ersten Freundin tat.

Die Naturerlebnisse gehören in einen Bereich zwischen Philobatie und Oknophilie. Pflanzen, Landschaften, in Mitteleuropa der Wald, in anderen Ländern die Steppe liegen zwischen den reinen Weiten (wie einer Wasserfläche) und den nahe stehenden Menschen, die uns ebenso beglücken wie lebensgefährlich verletzen können. Sie sind auf eine distanzierte Weise freundlich und auf eine freundliche Weise distanziert, sie umgeben uns, ohne in uns zu dringen. Ich erinnere mich an eine alkoholkranke Malerin, die in mühsamen Schritten während einer sehr schwierigen, durch ihre Unzuverlässigkeiten immer wieder bedrohten Therapie lernte, sich selbst und den Menschen, die an ihr hingen, mehr zu vertrauen.

Sie erzählte mir einmal, wie sie im Sommer ganze Tage damit verbrachte, an einem Flussufer zu liegen, sich zu sonnen und zu schwimmen, oft auch auf nicht ungefährliche Weise bei einem Wehr zu tauchen. Plötzlich verstand ich, was das Wasser für sie bedeutete: Es war ein Partner, wie sie ihn brauchte, einer, der sie festhielt, ohne in sie einzudringen, der sie trug, aber auch losließ, sie erregte, aber berechenbar war.

Zu den Grundstrukturen der Depression gehört das Schwanken zwischen Idealisierung und Entwertung. Ein verletztes Selbstgefühl sucht nach Heilung, indem es bestimmte Beziehungen idealisiert, das heißt ihnen Vollkommenheit zuschreibt und alle kritischen Gesichtspunkte ausschaltet. Diese Idealisierung wird unter großen Opfern und mit heftigen Anstrengungen aufgebaut, aufrechterhalten und verteidigt. Das Trauma kann nicht durch die Realität ausgeglichen werden. Traumatisierte benötigen die Steigerung des Heilen, des Guten, sie sehnen sich nach dem Ideal. Aber sie sind auch unbarmherzig in der Entwertung, der eigenen wie der ihrer Partner oder Helfer, wenn eine Idealisierung scheitert.

4 Reifen oder Altern?

Unter dem Aspekt des Selbstgefühls können wir drei große Themen des Lebens unterscheiden:

1. Der Narzissmus der Abhängigkeit. Er ist charakteristisch für die frühe Kindheit, in der die seelischen Funktionen noch unvollständig entwickelt und wir auf die Zuwendung eines als allmächtig phantasierten Menschen angewiesen sind. Ihm entspricht die Phantasie von einem grandiosen, omnipotenten Wesen, das unser Überleben sichert und unsere Wünsche erfüllt.

2. Der Narzissmus der Expansion. Er charakterisiert die spätere Kindheit und die Jugend, in der wir unsere höchste intellektuelle Leistungsfähigkeit parallel zur Fähigkeit zu körperlichen Höchstleistungen entwickeln. Das Selbstgefühl zentriert sich um Eroberungen, um die Verbesserung der Welt; wir werden, wie es das Bild des Ritters verheißt, unseren Drachen erschlagen und unsere Jungfrau gewinnen.

3. Reifen und Altern als Realitätsprinzip. Die seelische Struktur reift und wird zur Autonomie und zur Fortpflanzung fähig. Es gelingt ihr, die Größenphantasien zu zähmen und Grenzen der Allmacht anzunehmen. Die Expansion orientiert sich an den eigenen Kräften und Fähigkeiten. Der urtümliche Narzissmus wird gefestigt, indem die primitive Grandiosität teils gestützt ist, teils schrumpft. So entsteht ein stabiles Selbstgefühl.

In der Jugend verlieren wir die Kindheit und erkennen, dass wir altern. Körperlich erwachsen ist der Mensch lange vor seiner seelischen Reife, die sich an Erfahrungen von Verlust, Begrenzung, Leid und Tod entwickelt. Seelische Reife ist kein stabiles Stadium, das irgendwann erreicht wird und nicht mehr verloren gehen kann, sondern sie ist ein dynamisches Gleichgewicht zwischen der inneren Jugend und dem inneren Alter. Indem wir altern und uns mit dem Alter auseinander setzen, reifen wir auch; ohne diese Auseinandersetzung ist das nicht möglich. Für Jugendliche ist es charakteristisch, dass sie vieles am Alter nicht verstehen und es sich auch nicht vorstellen können.

Daher ist der seelische Alterungsprozess auch kein Prozess der Erstarrung oder der Resignation. Er hat im Prinzip nichts Depressives in sich. Die Depressivität ist ein Problem, das unabhängig vom Alter auftritt. Das kalendarische Alter stellt der Psyche keine neue Aufgabc. Sie greift auf Bewältigungsformen zurück, die während der Reifungsprozesse entstanden sind.

Als kleine Kinder mussten wir verarbeiten, dass unsere Eltern weder allmächtig noch allgütig sind. Als große Kinder und Jugendliche mussten wir verarbeiten, dass die Realität unserer expansiven Grandiosität Grenzen setzt, die wir meist nur durch Arbeit ein wenig verlagern können. Im Alter geht es wie in der seelischen Bewältigung der Adoleszenz um einen Prozess, durch den realistische Stützen des Selbstgefühls gewonnen werden. Die illusionären Anteile des Selbstgefühls müssen an Macht verlieren.

Ein Beispiel: Der Oberarzt, welcher ständig einem nicht erreichten Chefarztposten hinterherweint und diese Grenze seiner Expansion nicht abtrauern kann, wird dazu neigen, sich zu verausgaben, um sich und anderen zu beweisen, dass er es eigentlich verdient, Chefarzt zu sein. Anschließend wird er resignieren oder sich in Krankheiten zurückziehen und dafür sorgen, dass kein Arzt ihm helfen kann. Wahrscheinlich wird aus ihm ein Mensch, der mit dem Älterwerden nicht umgehen kann.

Jene Teile der primären Grandiosität, die nicht im Boden der Realität verwurzelt sind, brechen weg. Den normalen Heilungsprozess der Baumkrone nach einem solchen Verlust nennen wir Trauer; sie führt zu Weisheit und seelischer Reife.

Wenn der Zusammenbruch nicht begrenzt werden kann, sondern das ganze Selbst erfasst, ist die Folge eine Depression. Der Betroffene fühlt sich, obwohl er beispielsweise nur durch ein Examen gefallen ist, das er wiederholen kann, vollständig wertlos, zweifelt am Sinn seiner Existenz und plant einen Selbstmord.

An dieser Skizze wird deutlich, dass auch im Bereich des menschlichen Narzissmus das Bibelwort gilt: Wer hat, dem wird gegeben, wer nicht hat, dem wird genommen.

Am besten kann sich unser Narzissmus in der Realität verwurzeln, wenn die Bezugspersonen – des Kindes, aber auch des Erwachsenen – einen Mittelweg zwischen Verwöhnung und Vernachlässigung finden. Die Gruppe, die uns umgibt, soll uns deshalb fordern und uns keine Auseinandersetzung mit der Realität ersparen. Aber das geschieht in einem Geist der Liebe und der Bestätigung für unsere Erfolge. Das Kind lernt in dieser Umgebung schon früh, dass ein Scheitern seiner Größenphantasie aufgefangen werden kann und es in diesem Scheitern nicht die Liebe der Eltern und nicht den Bezug zur Wirklichkeit verlieren muss.

Ein Beispiel: Die sechzehnjährige Tochter ist übergewichtig. Sie fängt immer an, Kekse und Müsli in sich hineinzustopfen, wenn sie sich schlecht fühlt. Ansonsten ist sie ein kluges Mädchen, das in der Schule ordentlich arbeitet. Sie hat einige Freundinnen, aber noch keinen Freund. Eltern, die diese Situation sehen, geraten in Gefahr, durch ihre Ratschläge und Hinweise nicht der Jugendlichen zu helfen, sondern nur sich selbst von der Unzufriedenheit zu entlasten, dass ihre Tochter nicht heller leuchtet als sie. Es fallen Sätze wie: «Du hast schon wieder zugenommen!», «Kein Wunder, dass du keinen Freund hast, wenn du so viel isst», «Treib doch mehr Sport!», «Du musst disziplinierter essen!» Die Tochter zieht sich dann mürrisch zurück – schließlich weiß sie genau, dass sie mehr Sport treiben und weniger essen müsste –, aber sie gewinnt nicht das Selbstgefühl, auf die Entlastung durch das Essen zu verzichten. Sinnvoller handeln Eltern, die anerkennen, was ihre Tochter an Konstruktivem leistet. So kann die Zuversicht wachsen, dass sie auch mit ihrem Übergewicht fertig werden wird.

Gärtner, die ihr Handwerk verstehen, sorgen dafür, dass ein junger Baum einen Pfahl hat, der ihn stützt und verhindert, dass sein zarter Stamm in einem Sturm bricht. Sie achten darauf, dass der Strick, mit dem Pfahl und Stämmchen verbunden sind, nicht einschneidet und der Pfahl die Wurzeln nicht verletzt, aus denen der Baum seine Kraft gewinnt. Sie entfernen den Pfahl, wenn der Stamm stark genug ist und die Stütze seine Entwicklung nur noch behindern würde.

Das Alter ist nach diesem Modell die organisierende Kraft, welche dem Selbstgefühl hilft, ohne äußere Stützen auszukommen, zu prüfen, welche Teile der Größenphantasie sich in der Realität verankern lassen, welche nicht, zu erkennen, warum Teile der Grandiosität verloren gehen und welche Ressourcen für ein weiteres Wachstum zur Verfügung stehen.

Seelisches Alter entsteht in einer Grenzzone, wo sich das jugendliche Größenselbst an der Realität reibt, ihren Stürmen ausgeliefert ist und im Umgang mit den Folgen dieser Stürme reift. Ohne Jugend ist das Selbstgefühl leer, ohne Alter haltlos.

Das seelische Alter ist nur ein Teil des Altersprozesses. Seelische Reife setzt voraus, dass wesentliche geistige Funktionen intakt sind. Das körperliche Alter stellt nicht nur die seelische Reife auf eine Belastungsprobe; es kann auch diese geistigen Funktionen antasten. Dann sind wir ohnmächtig. Oft aber lassen wir uns von imaginären Gefahren einschränken, lange bevor wir einem realen Abbau erliegen.

5 Der primitive Narzissmus und der alternde Körper

Der Mensch ist nicht nur das Werkzeug behaltende, Werkzeug schaffende Tier, sondern auch das Tier, das sich im Spiegel erkennt. Das Überschreiten der im Säuglingsalter dem Körper auferlegten Grenzen durch den ungestümen Bewegungsdrang des Kleinkindes ist eine wesentliche Grundlage der Größenphantasie. Der Raum widersteht mir nicht, also kann mir nichts widerstehen. Eine frühe Problematik in diesem Bereich der Größenphantasie ist die Vorstellung, fliegen zu können. Warum soll ich, wenn ich denn schon laufen kann wie der Blitz, springen, fallen und wieder aufstehen, nicht auch der Schwerkraft trotzen? Müssen diese harten Aufpralle sein, wenn ich vom Tisch hüpfe, oder gibt es irgendeinen Zauber, wie ihn die Vögel und Schmetterlinge haben, durch den er verhindert wird? Vielleicht reicht einfach der Raum nicht, den ich brauchte, um ins Fliegen zu kommen; soll ich auf einen Turm, auf einen Berg steigen und es von dort aus versuchen?

Aus dieser Dynamik speisen sich die schützenden Angst- und Schwindelgefühle, mit denen das bewusste Ich die Flugphantasie einschränkt. Aber das Größenselbst hängt am Fliegen, und die Angst davor gehört ebenso zum Selbstgefühl wie die Sehnsucht nach «sicheren» Annäherungen. Sie drückt sich unter anderem in der Faszination von Aktivitäten aus, die eine Empfindung des Dahinfliegens fördern wie Segeln, Gleiten auf Brettern und Kufen, schnelles Fahren, Fallschirmspringen.

Sich mit dem eigenen Körper zu befreunden ist keine

leichte Aufgabe. Das gilt für die Gegenwart sicher noch viel mehr als für die Vergangenheit, als es nur den Blick auf andere Menschen und den Blick in den Spiegel gab. Heute trifft der Blick viel öfter, in der Regel einige Stunden am Tag, auf überdurchschnittlich schöne, selbstsichere, ausdrucksvolle Menschen-Bilder. Verglichen mit ihnen hat der Jugendliche große Mühe, sich selbst genügend gut zu finden.

Wenn er schließlich erwachsen geworden ist und mehr oder weniger gelernt hat, seinen Körper so anzunehmen, wie er eben ist, muss er die ersten Vorboten des Alters erkennen. Sie greifen die frühen Forderungen an die Stabilisierung des Körperselbst auf. Das Altern des Leibes beansprucht wieder jenen Teil unserer Seele, für den Expansion, Eroberung, Vergrößerung – kurz: das, was wir die Größenphantasie nennen – selbstverständlich sind. Ihre Forderungen sind immer in uns, wir verlieren sie nie.

Vermutlich wird mit den körperlichen Einschränkungen seiner Expansion am besten fertig, wer sich schon als Kind mit seinem Körperselbst gut abfinden konnte. Aber die Realität des eigenen Körpers wahrzunehmen bleibt eine lebenslange Aufgabe. Sie gelingt in entspannten Situationen scheinbar mühelos. Aber diese Leistung unseres bewussten Ich kann verloren gehen. Die Größenvorstellung, welche unser Selbstgefühl fundiert, hat eine passive und eine aktive Seite. Die passive entspringt der Phantasie des Säuglings, dass es ein Wesen gibt, das zuverlässig kommt, wenn er schreit, und für seine Befriedigung sorgt. Dieses Wesen ist allmächtig, allwissend, es lässt einen niemals im Stich.

Die aktive Komponente hingegen entsteht in der Zeit des Laufenlernens. Wer Kinder während dieser Spanne ihrer

Entwicklung beobachtet, entdeckt auch, dass die ersten Schritte des Kindes von der Mutter weg führen, in die Welt hinein. Die Phantasie, sich in diese Welt erobernd hineinzubewegen, ist ein zentraler Bestandteil der Größenphantasie und damit des Selbstgefühls. Unnachahmlich formuliert das Kinderlied:

> Hänschen klein
> ging allein
> in die weite Welt hinein.

Hänschen ist ausgerüstet:

> Stock und Hut
> steht ihm gut,
> er ist wohlgemut.

Hänschen ist selbständig – aber es gibt jemanden, der ihn braucht; Hänschens Abhängigkeit ist nicht in ihm deponiert, sondern in der Außenwelt:

> Doch die Mutter
> weinte sehr
> hat doch nun kein Hänschen mehr.

Jetzt darf Hänschen zurück; er muss seine Expansion nicht auf die Spitze treiben:

> Da besinnt
> sich das Kind
> Läuft zurück geschwind …

Passive und aktive Größenphantasie, Vorstellungen, von einem bereits zu Allmacht gekommenen Eroberer grenzenlos geliebt zu werden, und Vorstellungen, alleine die Welt zu erobern und zu beherrschen, sind die Bausteine des Selbstgefühls. Sie lassen es wachsen und gedeihen, aber die Realität spart nicht an Enttäuschungen über die Grenzen der eigenen Eroberungsbewegungen und auch über die Grenzen der «Mutter», die ja keineswegs immer da ist, und selbst wenn sie da ist und es gut meint, nur dem kleinen Kind das meiste von dem geben kann, was dieses braucht.

Im Alter geraten beide Teile unseres Selbstgefühls unter Druck. Das passive Selbstgefühl haben wir als Erwachsene abzulegen versucht. Was für das Kind eine schöne Selbstverständlichkeit ist, wird für den Erwachsenen zur bitteren Niederlage: Er schafft es nicht mehr alleine.

Die andere, die aktive Komponente des Selbstgefühls wird durch die Hinfälligkeit des Körpers belastet. Deren Auswirkungen sollen jetzt untersucht werden.

In unserem Bewusstsein gibt es zwei primitive Kriterien des Lebens: Bewegung und Saft/Blut. Was sich aus eigener Kraft bewegt, lebt; ebenso, was blutet oder – wie lebende gegenüber toten Pflanzenteilen – saftig ist. Andere Merkmale des Lebens, vor allem die Fortpflanzung, fallen nicht sogleich auf. Folgenschwer ist, dass diese urtümlichen Lebenszeichen im Alter schwinden; die Bewegungen werden langsamer, das Gewebe wirkt nicht mehr so prall, so geladen von Blut wie früher. Von allen Ärzten wird den Alten geraten, sich zu bewegen. Aber was nicht von den Ratgebern gesagt wird, ist die Ungerechtigkeit im Vergleich mit der Jugend: Bewegung kostet die Alten mehr Kraft und bringt ungleich mehr Gefahren mit sich. Das ist gerade deshalb bedrohlich, weil unsere Psyche viel länger beweglich bleibt als der Körper und weil die Maschinen, welche den Alternden umgeben, seine Kraftlosigkeit ausgleichen können.

Der Gedanke, dass der Leib den Geist fesselt, ist ein Gedanke des Alters; die Jugend fühlt sich vom Leib beflügelt, sie tanzt und springt. Platons Etymologie vom Körper als dem Grab der Seele ist ein seniles Bild. Für Kinder ist bergab laufen wunderschön, bergauf gehen langweilig und anstrengend. Alternden fällt es leichter, bergauf zu steigen als bergab; da schmerzen die Gelenke.

Es ist nicht leicht, die Bewegungs-Grandiosität der Jugend zu ertragen, wenn man sich selbst von ihr verabschieden musste. Ein Thema erbitterter Diskussionen sind zum Beispiel die Radfahrer (meist jung) in den Fußgängerzonen; auch hier wird den beweglichen Jungen eine Aggressivität unterstellt («Radel-Rambos»), die in Wahrheit den Alten eignet, die sich von der schnellen, raumgreifenden Bewegung vor allem deshalb bedroht fühlen, weil sie auf die Täter mit neidischer Wut reagieren.

Lärm ist Bewegung; Schallwellen sind Bewegungen der Luft. Auch Lärm beherrschen junge Leute weit besser als alte, sie können sich an ihm vorbei konzentrieren, sie produzieren ihn hemmungsloser und spinnen sich in ihren eigenen (Musik-)Lärm ein wie in einen Kokon.

Die beneidenswerte Fähigkeit des jungen Körpers, Stress zu verarbeiten und sich von Verletzungen zu erholen, steigert sich im körperlichen Ideal der Action-Filme zur Unzerstörbarkeit. Die Helden, auch wenn sie – wie etwa Arnold Schwarzenegger – außerhalb des Bildschirms durchaus in die Jahre gekommen sind und man von ihnen weiß, dass sie viele Gesundheitsprobleme haben, scheinen unverwüstlich. Sie halten die schlimmsten Schläge aus und sind sofort wieder fit. Ein schönes Symbol dafür ist der Zellaktivator, den der (dadurch unsterbliche) Science-Fiction-Held Perry Rhodan in sich trägt: Wird er verletzt, gerät er in eine sonst tödliche Strahlung, nimmt er ein Gift auf, dann bemerkt er nur ein leises Pulsieren. Der eingepflanzte Zellaktivator hat seine Tätigkeit gesteigert und die normalen Körperfunktionen wiederhergestellt.

Die Erwartung, dass Schmerzen schnell vergehen und Gesundung rasch voranschreitet, kann im Alter Heilungsprozesse beeinträchtigen. Auch der alternde Körper regeneriert sich, solange wir leben. Aber er braucht dazu mehr Zeit. Wer über einem langsamen Prozess der Heilung in eine Depression versinkt, wird dadurch nicht gesünder, im Gegenteil.

Zum primitiven Narzissmus gehört die heftige Wut, wenn eine grandiose Erwartung* nicht erfüllt wurde. Dieser Mechanismus ist für die verzögerte Heilung von Bewegungseinschränkungen und für zahllose Probleme der Wiederherstellung im Alter verantwortlich. Gegen den enttäuschenden Organismus richtet sich eine narzisstische Aggression, welche seine Regeneration behindert und sich vor allem in Depressionen manifestiert. Dieser Mechanismus ist bei Zuständen von Dauerschmerz und bei allen Erkrankungen des Bewegungsapparats (dem so genannten Rheuma) bedeutungsvoll. Psychologisch ahnungslose Ärzte stärken ihn sehr, wenn sie die Schmerzen in einem Gelenk aufgrund des Röntgenbildes als «Alterserscheinung»,

* Die narzisstische Wut muss vom gerechten Zorn unterschieden werden, der zum Repertoire eines couragierten Menschen gehört, der nicht akzeptieren will, dass ihm Unrecht geschieht. Dieser Zorn ist aber begründet, offen und kommunizierbar, während die narzisstische Wut blind zerstörerisch ist, verheimlicht oder gegen das eigene Ich gerichtet wird.

«Verschleiß» oder «Arthrose» deuten, sagen: «Da kann man nichts machen», Schmerzmittel oder künstliche Gelenke empfehlen und mit keinem Wort erwähnen, dass es viele Menschen gibt, die mit genau demselben Röntgenbefund zu einer Fernwanderung aufbrechen. Der Körper ist in Kindheit und Jugend als wachsendes System, als Träger von Expansion, von Fortschritt gesehen und narzisstisch besetzt worden. So wird er geliebt; wenn er nicht mehr so ist, schlägt die primitive Liebe in Hass und Vernichtungswünsche um. Diese Vernichtungswünsche sind der unheimlichste Bundesgenosse der Altersangst.

Wir fürchten uns vor Krebs, vor Behinderung, vor Schmerz und können nicht sehen, wie stark unsere eigene Wut auf den versagenden Körper, der sich nicht mehr so schnell regeneriert, der nicht mehr so schön ist, der nicht mehr so schnell beweglich, so geschickt, so erotisch anziehend ist, mit diesen Ängsten paktiert.

Jede Erkrankung enthält Fragmente einer erneuten Kindheit. Wir regredieren, wir brauchen Pflege, können uns nicht wie sonst selbst helfen, werden von Schmerzen, aber auch von Sorgen überwältigt. Angesichts dieser Regression wird auch das primitive Selbstgefühl aktiviert, das eine schnelle, eindeutige Besserung, einen Neuaufbruch in eine Expansion erwartet. Die erneute Kindheit im Zustand der Erkrankung weckt ein kindliches Lösungsmodell, das der Situation oft nicht angemessen ist. Der Lebensmut, den das Ich aus dem primitiven Narzissmus schöpfen kann, ist höchst labil. Auch im Alter gibt es schnelle Heilungen, verschwinden Gliederschmerzen, ein Schnupfen, eine Magenverstimmung über Nacht. Aber immer wieder dauert die Wiederherstellung länger, als man es sich wünscht. Je unzufriedener das Ich mit dieser Lage ist, desto eher wird es auch die langsame Gesundung nicht als Zeichen einer Heilung, sondern als Beweis für den eigenen Verfall deuten. Der primitive Narzissmus gibt uns zu verstehen, dass die mühevoll und unter Opfern gewonnene Schlacht eine Niederlage ankündigt.

Eines der Sprichwörter, die der Alternde nicht mehr vergisst, habe ich zuerst von einem Schwaben gehört: «Wenn du über fünfzig bist, wachst morgens auf, und es tut dir nichts weh – dann bist du tot!» Dieses Sprichwort ist ein Schritt zu dem Verständnis, dass im Alter das Ich wie ein sorgender Grundbesitzer morgens seine Grenzen abschreitet. Wer mit seinen Missempfindungen schlafen und sie im Erwachen begrüßen kann, der hat eine reife Einstellung zu ihnen gewonnen, er wird besser schlafen und mit geringeren Schmerzen erwachen als jemand, der unglücklich und wütend ist, dass er nicht triumphierend aus dem Bett springen und sich der Leichtfettmargarine zuwenden kann, die das jung-dynamische Lebensgefühl bestimmt, seit es Fernsehreklame gibt.

Schmerzen, mit denen ich noch schlafen kann, gehören zum Leben; der Tod aber wird – mächtiger und tröstender als der Schlaf – auch die Schmerzen besiegen, die mich nicht mehr schlafen lassen. Der reife Umgang mit Altersleiden ist diesem Grenzgang vergleichbar, in dem die Quellen von Normalität und die Quellen von Behinderung oder Schmerz untersucht werden. Wenn sich der Zustand gegenüber gestern nicht gebessert, aber auch nicht verschlechtert hat, ist das für den Alternden ein Erfolg. Eine prekäre Balance hat sich erhalten. Der Ausgang ist offen. Wenn sich der Zustand bessert – gut. Wenn er sich verschlechtert – schade. Aber es gibt noch Quellen von Kreativität, von Lust. Irgendwann werden auch sie aufhören zu fließen. Aber das sollte erst dann sein, wenn auch der gewissenhafte Grenzgang nicht mehr fündig wird. Häufig sterben wir früher. Jedenfalls sollen es nicht die Angst und ihr geheimer Verbündeter, die primitive narzisstische Wut, sein, welche diese Quellen verstopfen.

Es ist nicht zu übersehen, dass die Konsumgesellschaft den primitiven Narzissmus fördert und ausbeutet. Sie entwirft eine alterslose Welt, in der durch kosmetische Chirurgie (schon früh mit kleinen Eingriffen beginnen, dann fällt die Veränderung nicht so auf und die Erfolgsaussichten sind besser, rät der Experte), stetes Training und optimale Ernährung die Menschen gefordert sind, sichtbare Alterserscheinungen als persönliches Versagen aufzufassen. Man hat nicht rechtzeitig die richtige Diät, die richtige Operation, das richtige Wellnessstudio aufgesucht. Aldous Huxley, der klügste Prophet der Moderne, allen Futurologen weit überlegen, hat in seinem in den dreißiger Jahren verfassten Roman *Brave New World** das Bild dieser glatten Ewigvierzigen gezeigt, die irgendwann nicht mehr repariert werden können und unauffällig entsorgt werden müssen.

Die Angst ist allgegenwärtig, wenn der natürliche Prozess des Alters mit technischen Mitteln bekämpft wird. Sie spiegelt sich sogar im Entsetzen der Gesellschaftskritiker, die sich angesichts der Hollywood-Extreme mit über zwanzig kosmetischen Operationen in die Brust werfen und derlei Firlefanz moralisch verdammen.

Das Ritual der Operation mit Sehnsucht nach Schönheit und Jugend, Angst, sie zu verfehlen, mit Narkose, Wundschmerz und langsamer Genesung ist ein moderner Reinigungsritus. Fasten, wie einst im Kirchenjahr üblich,

* Deutscher Titel: «Schöne neue Welt», Frankfurt 1955

wäre billiger, aber es ist auch trivialer. Für die Betroffenen ist die Operation für kurze Zeit eine Lösung; freilich trägt sie oft nicht weit. Sie muss wiederholt werden. Während die erste kosmetische Operation um Jahre verjüngt, lässt die vierte das Gesicht zu einer Maske erstarren, die weder jung noch alt ist, sondern nur noch die Macht der Altersangst spiegelt.

Problematisch an der chirurgischen Verzögerung des Alters ist die falsche Politik, die darin steckt. Statt kreativ mit den altersbedingten Veränderungen umzugehen und die verzaubernden Möglichkeiten der Erotik, der Phantasie zu nutzen, um auch ihnen Anziehungskraft abzugewinnen, wird der Körper normiert; wer dem schon in der Jugend mit Hilfe kleiner Implantate überoptimal gestylten Idealbild nicht entsprechen kann, soll sich unsichtbar machen. Wir sollten uns darin üben, kosmetisch Verjüngte nicht unbarmherzig genau zu betrachten, um ihnen ihre Narben nachzuweisen, sondern sie so zu sehen, wie sie sich sehen wollen, und ihren Wunsch respektieren, uns zu gefallen. Darin steckt mehr reifer Umgang mit Altersveränderungen als in der moralischen Abwertung der Sehnsucht nach ewiger Jugend.

Wer fühlt, ist alterslos, wie es Gefühle sind. Wer zählt, rechnet, kritisiert, weiß immer, wie alt er ist. Der Kalender ist in der menschlichen Evolution so spät entwickelt worden, dass es uns schwer fällt, mit ihm umzugehen. So quälen sich Verliebte manchmal damit, dass sie im Alter nicht «passen». Aber 99 Prozent unserer Entwicklungsgeschichte haben Menschen nicht genau gewusst, wie alt sie waren. Situationen der Moderne, in denen ein Mensch mit 64 Jahren noch voll belastbar ist und mit 65 plötzlich nicht mehr berufstätig sein soll, sind ein Signal dafür, dass nicht wir unsere Uhren und Kalender beherrschen, sondern die Techniken der Zeitmessung uns. Der reife Narzissmus unterscheidet sich vom primitiven vor allem darin, dass er Kränkungen ertragen kann – unter anderem auch jene, die uns der primitive Narzissmus zufügt. Das heißt: Wer sich selbst und anderen Unreife vorwirft, hat das Stadium des reifen Narzissmus nicht erreicht. Es gibt, wie sollte es anders sein, auch einen primitiven Narzissmus des Umgangs mit dem Narzissmus. Er gedeiht in populären Ratgebern über Seelenprobleme besonders gut.

Narzisstische Reife heißt die Tatsache ertragen, dass unser Selbstgefühl immer primitive, unreife Komponenten behalten wird. Wir müssen sie nicht anderen nachweisen, wir tragen sie auch in uns. Die urtümlichen Größenvorstellungen wurden zwar manchmal gezähmt, Hass und Zerstörung aber nicht endgültig überwunden, sondern nur dank günstiger Umstände eingeschränkt. Sein fließendes, uneindeutiges, stets von Regressionen bedrohtes Schicksal kann der Mensch annehmen oder mit ihm hadern. Und vielleicht nimmt der Weise die Realität an, mit ihm zu hadern, während der Tor von sich fordert, sein Schicksal anzunehmen, und verzweifelt, wenn ihm das misslingt.

6 Langsamkeit

Wenn ich auf der Treppe im Gedränge hinter einem Passanten gehe, der mich bremst, denke ich: Er ist älter. Wenn ein Jüngerer hinter mir geht, muss er langsamer werden. Früher bin ich schneller gelaufen. Wie weit ich wohl heute von meiner Bestzeit über die Sprintstrecke entfernt bin? Der nicht speziell Trainierte ist wahrscheinlich mit dem Abschluss der Pubertät am schnellsten; er hält sein Tempo eine Weile, dann wird er langsamer. Übung hält diesen Verlust auf, wobei das Training die Leistung umso mehr steigern wird, je jünger der Übende ist.

Auch die Reaktionsschnelligkeit nimmt ab. Wenn ich heute den Radweg entlangstrample, bevorzuge ich den mittleren Gang, nicht mehr den schnellen. Einige Radler überhole ich; andere überholen mich, meist jüngere Männer und Frauen, die in einem Tempo unterwegs sind, das mir halsbrecherisch erscheint. Sie gleiten knapp an den Lichtmasten vorbei, von denen ich einen weiteren Sicherheitsabstand suche, weichen einem Auto geschickt aus, das ihre Vorfahrt missachtet, während ich bremse. Unbeweglichkeit ist eine der wichtigsten Angstquellen. In Albträumen können wir der Gefahr nicht ausweichen, fühlen uns gelähmt.

Die Langsamkeit des Alters würde uns nicht auffallen, wenn wir in unseren geistigen Prozessen ebenso verlangsamt wären. Das ist aber in der Regel nicht der Fall. Im Gegenteil: Der Erfahrungsreichtum, die Welt des schon einmal Gedachten, lässt uns im Alter oft ungeduldiger werden.

Pathetische Deklamationen und gesellschaftliche Konversation langweilen den Alten.

Wie der Alternde mit seiner Langsamkeit umgeht, wird einen großen Teil dessen prägen, was er im Alter erlebt und wie lange er sich seine Leistungsfähigkeit erhalten kann. Wer die Langsamkeit ignoriert, weil er Schnelligkeit mit Tüchtigkeit identifiziert und Einbußen nicht wahrhaben will, beansprucht den Organismus über eine Bruchgrenze hinaus und zerstört dadurch eigene Ressourcen.

Eine problematische Formulierung ist hier das «mithalten können». Wer nicht mithalten kann, soll aufgeben. Damit wird eine Situation konstruiert, in der nicht das optimale, sondern das maximale Tempo zählt.

Wer aber ein nachlassendes Grundtempo durch gesteigerte Anstrengung bekämpft, wird schließlich zusammenbrechen und so weit unter das ihm noch mögliche Leistungsniveau sinken. Für den jungen Erwachsenen ist es selbstverständlich, dass er Warnsignale ignorieren darf. Das geht oft gut und steigert sein Selbstgefühl: Nächte durchzumachen, im Sport bis zur totalen Erschöpfung zu gehen, in der körperlichen Arbeit Schmerzen zu ignorieren und weiterzumachen, in der geistigen mit Aufputschmitteln den unmöglich engen Termin doch noch zu halten.

Dem Alternden sind die Warnsignale der Müdigkeit, der Erschöpfung, des Schmerzes keine Grenzposten, an denen er spottend vorbeizieht. Sie sind Partner geworden, die ihm sagen, wo aus Wohltat Plage, aus Kompetenz Stress, aus Einsatz Dünkel und aus Wissen Ignoranz wird. In der Kenntnis dieser Grenzen haben Jung und Alt ein gemeinsames Wissen; sie zu respektieren, dazu gehört etwas wie Weisheit.

Wer einmal untrainiert eine längere Strecke gelaufen ist, kennt die Phantasie: jetzt noch bis zum Ziel, aber keinen

Meter weiter. Im Sport ist die gekonnte Verausgabung im Endspurt bei den Langstreckenläufen eine spannende Sache. Aber im Arbeitsleben ist es sehr problematisch, immer mit letzter Kraft auf das Wochenende, den Urlaub, schließlich auf die Pensionierung hin zu schuften. Der menschliche Organismus ist darauf angelegt, zwischen Anstrengungs- und Erholungsphasen in relativ kurzen Zyklen zu pendeln. Wer sich dieser Schwingung verweigert, weil es ihm sein Ehrgeiz diktiert oder er es nicht wagt, sich gegen entsprechende Anforderungen von außen zu wehren, ist von der gefährlichsten Störung des Alters bedroht: dem hohen Blutdruck, der das Netz der Adern in einem Teufelskreis verändert. Die Gefäße reagieren auf den Druck so, dass immer mehr Druck notwendig ist, um noch genügend Versorgung sicherzustellen.

7 Der Nachteil des Wissens

Wir interpretieren die Reize, die Augen, Ohren oder die Schmerzrezeptoren im Körperinneren erreichen, und machen aus ihnen eine sinnvolle Gestalt, einen «Komplex», ein Phantom, dass heißt ein mit Gefühlen und Gedanken angereichertes Konglomerat. Diese Komplexe wirken auf den Körper zurück und verändern ihn erneut.

Eine Fünfzigjährige unternimmt mit ihrem Partner eine Radtour, auf der sie ihre neue Rennmaschine einweihen will. Ein Knie schmerzt sie. Sie übergeht den Schmerz und versucht mitzuhalten, um ihrem Freund den Urlaub nicht zu verderben. Schließlich kann sie nicht mehr. Der Schmerz tobt und verschwindet auch nicht nach ein, zwei Tagen, wie sie es bisher von solchen Belastungen kennt.

Sie muss die Tour abbrechen und entwickelt die Phantasie, dass sie sich überhaupt nicht mehr bewegen kann, ohne den Schmerz erheblich zu verschlimmern. Sie hat einmal Medizin studiert. Jetzt arbeitet sie seit vielen Jahren journalistisch. Aber sie weiß genug, um das Geschehen als rheumatischen Schub zu deuten. In ihrem Erleben wird das zum Zeichen, dass sie bald gänzlich bewegungsunfähig werden könnte. Eine Großmutter, die an Polyarthritis litt, beschäftigt sie sehr; ein Bekannter der Familie nimmt dauernd Cortison, um sich schmerzfrei bewegen zu können. Sein Schicksal sieht sie auch auf sich zukommen. Sie meint zu spüren, dass nicht nur das Knie, sondern alle Gelenke anschwellen und schmerzen. Sie will auf gar keinen Fall von Cortison abhängig werden; stattdessen beschäftigt sie sich mit ayurvedischer Medizin und beginnt eine Fastenkur.

Eine Frau ohne ein so ausgeprägtes Fitnessbewusstsein würde wahrscheinlich ihre Gelenke weniger überfordern. Die sportliche Leistungstüchtigkeit bringt ihre spezifischen Risiken mit sich. Das Gleiche gilt für das medizinische Wissen. Eine unwissende Frau würde ihre Schmerzen auf die Überlastung zurückführen, sich schonen und einen Arzt aufsuchen, der ihr dieselbe Erklärung gäbe und sie erst einmal mit kühlen Umschlägen und einem Schmerzmittel versorgen würde.

Die Medizinerin hingegen ist alarmiert, sie braucht keinen einfachen Praktiker, so viel Medizin kann sie selbst. Vor allem will sie kein Schmerzmittel. Ihre große Leistungsfähigkeit hängt damit zusammen, dass sie sich nicht leicht zufrieden gibt und keine einfachen Lösungen akzeptiert. Dieser Ehrgeiz, auf die Erklärung eigener körperlicher Symptome angewendet, ist gefährlich – warum sollte sie sich hier mit etwas Banalem zufrieden geben? Sie will ihrem Leiden auf den Grund kommen. Da der beste Rheumaspezialist der nahen Großstadt erst in drei Wochen einen Termin anbieten kann, sucht sie eine Erklärung ihrer Symptome in den gefährlichsten Erkrankungen, die sie kennt. Wem es so wehtut wie ihr, der muss auch etwas ganz Schlimmes haben.

Wer Patienten mit rheumatischen Schmerzen beobachtet, wird bald feststellen, dass dieses Leiden ebenso viele pseudoorganische wie organische Qualitäten hat. Energisch werden Röntgenbilder oder serologische Befunde auf den Tisch gelegt, um zu beweisen, dass die Schmerzen und Einschränkungen «objektiv» begründet sind. Aber dieselben Befunde haben auch Personen, die völlig schmerzfrei leben und gar nichts von ihrem Leiden wissen. Ich erinnere mich an eine Patientin, die sehr deprimiert über ihre Hüftgelenksbeschwerden war. Ihr Orthopäde hatte sie zu einer chirurgischen Kapazität geschickt, die aufgrund der Röntgenbefunde eine Operation für unabdingbar hielt. Sonst säße sie in zwei Jahren im Rollstuhl. Ihre einzige Chance seien zwei künstliche Gelenke.

Sie fürchtete sich vor der Operation, aber seit sie die Röntgenbilder gesehen und das Votum des Operateurs gehört hatte, waren die Schmerzen fast unerträglich. Ich versuchte, sie über den Zusammenhang von Angst, Verspannung, verschmälertem Gelenkspalt und Schmerz aufzuklären. Außerdem fragte ich, ob nicht die Entscheidung für eine Folge von Operationen mit einer mehrjährigen Rekonvaleszenz ein Versuch sein könne, anderen Fragen auszuweichen.

Die Patientin war angesichts des Auszugs ihres einzigen Sohnes, der im Ausland studieren wollte, in eine Depression verfallen. Jetzt ging es ihr erheblich besser, sie hatte diese Trennung verkraftet und die seelischen Verletzungen teilweise bearbeitet, die aus der Scheidung vom Vater dieses Kindes übrig geblieben waren und sie bisher gehindert hatten, neue Beziehungen zu Männern einzugehen. Sei es nicht zumindest denkbar, dass sie sich vor diesem Schritt ängstige? Dass sie sich angesichts dieser Aufgabe wie gelähmt fühle? Zu diesen Deutungen fügte ich einen praktischen Rat, wie ich es bei den mir anvertrauten Patienten immer angesichts einer planbaren Operation tue. Ich empfahl ein zweites Urteil eines Facharztes, der sie nicht operieren, sondern nur beraten sollte. Denn Chirurgen operieren im Zweifelsfall eher einmal zu viel und bedenken die Belastungen einer Operation für den Patienten eher einmal zu wenig. Der zweite Facharzt fand den Röntgenbefund nicht so dramatisch und die Indikation zur Operation nicht so dringend. Sicher sei es sinnvoll, sich operieren zu lassen, solange man noch körperlich gesund sei. Sie war jetzt kritischer und fragte genau nach. Der zweite Orthopäde sagte ohne Umschweife, dass viele Menschen mit vergleichbaren Röntgenbefunden nicht über Gelenkschmerzen und Bewegungseinschränkungen klagen.

Nach wenigen Tagen waren die Gelenkbeschwerden fast völlig verschwunden. Sie traten manchmal wieder auf, wenn die Patientin lange sitzen musste oder unter große seelische Spannungen geriet, aber sie ist bis jetzt – über zehn Jahre nach dem in Aussicht gestellten Rollstuhl – immer noch ohne Prothesen gut zu Fuß.

Wer sich fürchtet, dass bald alle seine Gelenke schmerzen und anschwellen werden, kann durch diese Furcht Prozesse einleiten, welche das Gefürchtete zum Teil beweisen. Das heißt keineswegs, dass es keine organischen Veränderungen gibt und dass sich Gelenkbeschwerden psychologisch erklären und psychotherapeutisch heilen lassen. Aber es heißt, dass wir – auch wenn wir medizinisch ausgebildet sind und in wissenschaftlicher Recherche geübt – immer dort, wo unser Wissen uns zu nahe rückt, Abstand herstellen sollten. Der kollegiale Rat und die berufsethische Forderung, weder sich selbst noch nahe Angehörige zu behandeln, werden so oft missachtet wie gegeben. Sie bleiben gültig. Wir können unser Wissen über uns nicht vergessen. Aber wir können uns klarmachen, dass dieses Wissen nicht mehr hilfreich ist, wenn wir uns damit selbst behandeln, es sei denn, wir sind auf Robinsons Insel verschlagen und müssen der eigene Arzt sein. Jede Stunde, die wir nicht mit hypochondrischen Erwägungen hinbringen, ist eine gewonnene Stunde. Ein Hausarzt, dem wir vertrauen, muss keine Spezialkenntnisse haben, die in allen Bereichen der Medizin unser Wissen übersteigen. Aber er hat, wenn er sein Handwerk selbstbewusst ausübt, den Abstand, dieses Wissen optimal für uns zu nutzen.

8 Der Kampf zwischen Altersangst und Lebensmut

Wir können uns die Situation des Alternden mit dem Bild einer Schlacht veranschaulichen, wobei wir uns in eine Zeit zurückversetzen, in der die Schlacht noch ein Schauspiel war und die Bauern der umliegenden Dörfer kamen, um von einem sicheren Aussichtsplatz zu sehen, was die Kämpfer da trieben. Es ist ein Streit zwischen einem starr gewordenen Bild des Erwachsenen im Vollbesitz seiner Kräfte und einem Angreifer, der dieses Bild zu zerstören droht. Die Fahne des Lebensmutes flattert auf dem höchsten Turm der Burg, alle Mauern sind mit Wachen besetzt, die Tore sind verriegelt. Der Graf hält von seinen Zinnen Ausschau nach dem Feind, vor allem aber blickt er besorgt und erschüttert auf die Anhöhen der Umgebung, wo andere belagerte Burgen stehen. Diese hier wird soeben geschleift, dort sind die Vorwerke erobert, weiter drüben hat soeben eine schwarze Brigade mit dem feuerroten Wort «Krebs» auf ihren Fahnen mehrere Gebäude besetzt – ob der Burgherr drüben, der eigentlich jünger ist und stärker sein müsste, schon kapituliert hat?

Die Angst ist mächtig und hat viele Bundesgenossen, aber auch die Belagerten sind erfindungsreich, sodass diese Szene viele Formen annehmen kann. Wir fürchten uns vor Schmerzen, aber auch vor dem Verlust der sexuellen Potenz, der Attraktivität, vor Taubheit, Blindheit, Lähmung, Verlust der Kontrolle über die Ausscheidungen. Vor allen diesen Gefahren des Alterns können wir uns so lange fürchten, bis wir ihnen erliegen oder sterben. Der inkontinente Greis fürchtet sich nicht vor seiner Behinderung, er schämt sich ihrer, wenn sein Pfleger eine taktlose Bemerkung macht. Die Rollstuhlfahrerin fürchtet sich nicht davor, gelähmt zu sein, sondern einen wichtigen Termin zu versäumen, weil ihr Auto nicht anspringt.

Das bewusste Ich verteidigt seinen Lebensmut, indem es gegen die angreifende Angst zunächst einmal die Truppen der vernünftigen Argumente ins Feld führt. Aber oft muss es beobachten, wie diese vergeblich gegen die Angst und ihre Verbündeten anrennen. Kraftlos weichen sie schließlich zurück und müssen zusehen, wie die Angst vordringt und erste Bastionen der Vernunft erobert. Jetzt formulieren die Argumente nicht mehr den Lebensmut, sondern unterwerfen sich der Angst. «Ich will nicht mehr daran denken» oder «Noch geht es mir gut, was ist die nächste Aufgabe?» kehrt sich um in ein gnadenloses: «Du musst doch an die Zukunft denken!» oder den Vorwurf: «Jetzt hast du schon eine halbe Stunde nicht mehr daran gedacht, was ist, wenn diese Rückenschmerzen doch auf einen Bandscheibenvorfall hinweisen, wenn der Orthopäde nächste Woche zu einer Operation rät, die Schmerzen zunehmen und die Operation unter Umständen alles nur noch schlimmer macht, während die Schmerzmittel deine Leber schädigen werden!» Das Ich tut also gut daran, seine Truppen anders zu ordnen. Die Argumente der Vernunft sind vorsichtig einzusetzen; wenn sie zu lange vergeblich eine feste Angststellung berennen, verlieren sie ihre Motivation. Jeder gute Feldherr schont seine Truppe, so gut er kann, und verhindert, dass sie in sinnlosen Aufträgen verschlissen wird. Vor allem muss das vernünftige Ich erkennen, dass die Angst sehr viel Macht über seine Argumente hat. Ist die Angst nicht, wie es in der Sage von den Engeln Luzifer am Hof Gottes war, einmal die mächtigste Verbündete, der stärkste Helfer beim Aufbau der Vernunfttruppe gewesen? Erinnert sich das Ich nicht daran, wie oft es die Lust unterdrückte und ihm das nur gelang, weil es die Macht der Angst auf seiner Seite wusste? Warum hat das Kind in der Schule Gedächtnis, Logik, Sprachbeherrschung trainiert, lesen, schreiben und rechnen gelernt? Das war doch nicht alles eitel Lust am Lernen und Freude am Lob von Mutter und Lehrerin, das waren doch auch Qual und Angst, beschämt zu werden, die Liebe der Eltern zu verlieren. Sie schärften die Wachsamkeit und halfen, die Ich-Strukturen aufzubauen.

Vielleicht erinnert sich der Stratege des Lebensmutes daran, dass es viel mächtigere Verbündete gegen die Angst gibt als die Argumente der Vernunft. Es sind die Lust, die Kreativität, die Neugier, der Humor. Manchmal kann die Angst aus dem Zentrum ihrer düsteren Truppen diese Kämpfer dadurch entmachten, dass sie ihnen den Vorwurf entgegenschleudert, Ablenkungen zu sein, Oberflächlichkeiten, gefährliche Verschwender von Energien, die doch viel besser in den Dienst der eigenen, der Angstmacht, gestellt werden müssten. Es gibt keinen dümmeren, fast möchte ich sagen: keinen oberflächlicheren Vorwurf als den der Oberflächlichkeit, der Seichtigkeit, dem dann eine Tiefe entgegengehalten wird, die aus dem düsteren Glanz ihrer Wortoberfläche nichts bringt, nichts sagt, nichts bewirkt. Sie stiftet nur Verwirrung und setzt Ängste frei, nicht «tief», nicht «wesentlich» genug zu sein, die «wirkliche Tiefe» nicht verstanden oder erreicht zu haben.

Gelingt es dem Ich, den Tod als Diener des Lebens, als Helfer gegen die Angst und als Sieger über den Schmerz auf seine Seite zu bringen, dann hat der Lebensmut gesiegt –

für heute. Denn nichts im seelischen Reich ist endgültig, und wir sprechen nicht vom Tod, wenn wir vom Tod sprechen, sondern immer von unserer Vorstellung über den Tod; der Tod selbst bringt unser Sprechen zum Verstummen und endet Freude wie Schmerz.

In dieser Metapher von der Schlacht zwischen Altersangst und Lebensmut spielt die Verknüpfung von Zuversicht und Jugend eine große Rolle. Wer den Tod nicht zu seinem Verbündeten machen kann, wird von Verlusterfahrungen gefangen genommen. Indem er weiterlebt, überlebt er andere, die er liebt. Er hat freilich auch Nutzen aus dem Tod anderer gezogen. Der Tod hat dafür gesorgt, dass sie Stellungen räumten, die nun er besetzten kann. Ich habe diesen Nutzen, den ich aus dem Tod anderer ziehe, nur geborgt. Durch meinen eigenen Tod werde ich ihn schließlich wieder zurückgeben. Das ist eine schwierige Sache.

Ich vermute, dass die meisten Ängste vor dem Alter damit zusammenhängen, dass unsere seelische Entwicklung die Bildung fester Strukturen idealisiert. Es ist der Fetisch des Jugendlichen, einen Fehler «einmal und nie wieder» zu machen. Er wünscht sich, eine Gegenbesetzung aufzubauen, die immer und ewig hält. Auch die von den antiken Philosophen gepriesene, bis heute ausdrücklich oder indirekt als wirksames Mittel gegen Ängste angebotene Haltung des Stoikers, der sich über nichts wundert, dem nichts Menschliches fremd ist, der über den Dingen steht, partizipiert an dieser Hoffnung. Das stoische Ich glaubt, es sei möglich, eine Höhe zu besetzen, die das Getümmel der Schlacht vom eigenen Zentrum fern hält. Aber wir halten unsere Mitte nicht, indem wir einen Punkt konstruieren und diesen mit großem Energieaufwand befestigen. Wir finden sie, indem wir von ihr abweichen, von ihr fortpendeln und aus den Pendelausschlägen dann entdecken, wo sie liegt.

Das bedeutet, dass seine Ängste am besten überwinden kann, wer sie erst einmal hat. «Zulassen» ist das abgenützte Wort dafür, das ich vor allem in Verbindung mit einem «Du musst» unpassend finde («Du musst dieses Gefühl zulassen!»). Problematisch an solchen Ausdrucksweisen ist die Unterstellung, dass etwas zu tun ist, um etwas zuzulassen, während doch im Gegenteil gerade das Nichttun immer auch ein Zulassen ist; wer einen anderen auffordert, etwas zuzulassen, plagt ihn in Wahrheit damit, gerade das zu unterdrücken, was dem herbeigeeilten Besserwisser unecht scheint, und zu erzwingen, was der Besserwisser richtig findet.

Die Geburt unseres Bewusstseins aus der Jugend belastet unser Alter mit einer schweren Hypothek, die wir nur schrittweise und mit Mühe abzahlen können. Es ist die Vorstellung, dass wir in der Kontrolle über unser Leben, unseren Körper, unseren Geist Fortschritte machen müssen, um unser Selbstgefühl aufrechterhalten zu können. Das Kind erlebt diesen Prozess etwa so: «Dieser Sprung, dieser Ballwurf, dieser Zug im Brettspiel sind mir jetzt gelungen; das nächste Mal werden sie, müssen sie mir noch besser gelingen. Was, sie sind diesmal schlechter gelungen? Das darf nicht sein, ich muss mich anstrengen, ich bin doch kein Baby mehr.» Unser nach Altersklassen geordnetes Schulsystem und die vielen informellen Hierarchien, die sich in den Gruppen von annähernd Gleichaltrigen herausbilden, laufen alle darauf hinaus, dass Sieger ist, wer Ältere übertrifft, und Verlierer, wer eine Klasse mit Jüngeren wiederholen muss.

Bald wird klar, dass dieses expansive Selbstgefühl illusionär ist; die Kunst, als Erwachsener vorwiegend zufrieden zu leben, hängt eng damit zusammen, von der Vorstellung einer ständigen, allseitigen Expansion abzulassen und die Energien zu bündeln. Wer sich nicht entscheiden kann, ob er ein erfolgreicher Sportler, ein großer Künstler oder ein brillanter Wissenschaftler werden soll, wird am Ende ein Taxifahrer mit großen Träumen, der seine Frustrationen in hämische Urteile über seine Altersgenossen gießt, die alle Spießer geworden sind. Aber in der seelischen Entwicklung geht selten etwas verloren; ähnlich wie im menschlichen Gehirn die Großhirnrinde ältere Strukturen überformt, die schon bei Reptilien Atmung und Kreislauf gesteuert haben, bleiben auch die narzisstischen Mechanismen der Jugend erhalten. Sie sind nach wie vor unentbehrlich für Erlebnisbereiche, in denen wir spielen, für den Sport, die Verliebtheit, schließlich auch für die Begegnung mit den eigenen Kindern, in denen wir ebenso viele infantile Erinnerungen zu beleben pflegen wie erwachsene Anpassungsleistungen.

Wenn eine fünfzigjährige Frau beschließt, Gitarrenstunden zu nehmen, kann ein Teil ihrer Beweggründe sein, dass sie schon als Teenager davon geträumt hat, wie Joan Baez auf einer Bühne zu stehen und mit einem schwermütigen Lied die Massen zu begeistern. Jetzt wird sie diesen Traum lächerlich finden, aber das Spiel macht ihr Freude, und sie entdeckt in ihm ein Stück täglichen Fortschritt durch ihr Üben, sie beherrscht nach einem Jahr mehr Lieder und kann neue Melodien schneller erlernen. Das heißt, sie ist in dem jugendlichen Selbstgefühl bestätigt worden; dieses Selbstgefühl hat sich bis in ihre zweite Lebenshälfte erhalten. Wenn ein Siebzigjähriger die russische Sprache erlernt, kann das ebenso ablaufen; es wird umso eher gelingen, je weniger sich das jugendliche Selbstgefühl des Alternden auf

Vergleiche einlässt und Versagenserlebnisse rechtfertigt, indem es das eigene Alter ins Feld führt.

Ich erwähne die in den Texten über glückliches Altern so beliebten Anekdoten, dass wir immer noch etwas hinzulernen können und Fontane seine besten Romane als Greis schrieb, um zu verdeutlichen, wie mächtig die Illusion der Expansion in unserem Narzissmus bleibt. Diese Illusion hat etwas zutiefst Entmutigendes. Man kann sie mit einer Droge vergleichen, deren Spätfolgen viel schlimmer sind als die kurze Entlastung im Rausch. Denn die zentrale Aufgabe im Alter ist nicht die Expansion, sondern der geordnete Rückzug. Wer an das jugendliche Selbstgefühl appelliert und sich vom primitiven Narzissmus nicht distanzieren kann, endet in den fatalen Beschwörungen der Frauenzeitschriften, die im periodischen Lobpreis der Altersgruppen über dreißig, vierzig, fünfzig oder sechzig erst dann das wahre Leben und die erfüllte Sexualität losbrechen lassen wollen.

Ein Neunundfünfzigjähriger entwickelt nach einer Radtour an zwei Fingern der linken Hand schmerzhafte Missempfindungen, wahrscheinlich, weil die ungewohnte Haltung einen Nerv gequetscht hat. Wenn er sich auf die Beeinträchtigung konzentriert, leidet er und fühlt sich beschädigt; wenn Besuch kommt und er abgelenkt ist, bemerkt er nach Stunden, dass ihn der Schmerz gar nicht mehr beeinträchtigt hat, und tastet unwillkürlich nach den Fingerkuppen, ob die Missempfindungen überhaupt noch da sind. Sie sind noch da. Sie sind sogar schlimmer geworden. Und die Hüftgelenke schmerzen auch, der Rücken tut weh, er ist alt und klapprig, er steigt nicht mehr auf das Rad, er verträgt das nicht mehr.

Es ist klar, dass sich dieser Mann an einem expansiven Selbstgefühl und an der Geschwindigkeit orientiert, mit der die körperlichen Folgen einer Radtour verschwanden, die er als 17-Jähriger machte. Damals fuhr er mit einem viel schlechteren Rad eine Strecke mit viel mehr Steigungen, und nachher fehlte ihm nichts, nur den Manfred, den musste der Führer der Pfadfindergruppe in den Zug setzen zurück nach Hause, der hatte schlappgemacht. Und jetzt macht er selber schlapp! Wenn das vernünftige Ich schonend mit den Ressourcen des Lebensmutes umgeht, wird es diese kindlichen Erwartungen zurückstellen und betonen, dass die Linie geklärt wird, an der Einschränkung und Schmerz stehen. Die Nervenschädigung ist mit hoher Wahrscheinlichkeit harmlos. Aber sie ist unbekannt, das Ich hat sich bisher noch nie mit einer solchen Beeinträchtigung beschäftigt, vor allem nicht damit, dass solche Missempfindungen anhalten.

9 Die Angst und der Schmerz

Wer erregt ist, fühlt keinen Schmerz. Der verletzte Boxer schlägt sich weiter, solange er sich dem Sieg nahe fühlt; erst wenn er verzagt, quälen ihn die Blessuren. Ich ging einmal mit einem alten Hund spazieren, der jämmerlich humpelte; Arthrose, im Röntgenbild dokumentiert. Wenn er eine Katze sah, jagte er sie wie ein Teufel; erst wenn sie auf einen Baum geflüchtet war, hinkte er zu seinem Herren zurück.

Der Schmerz ist gewissermaßen ein Kletterhaken, den die Angst in unsere Abwehr schlägt. Das von Angst besetzte Ich ist ein depressives Ich; es hat die Fähigkeit verloren, zyklisch in Trauer einzutauchen, an Schmerzen zu leiden und aus ihnen zu Freude und Lust zurückzufinden.

Über welche Mittel verfügen wir, um zu verhindern, dass die Angst auf diese Weise unser Ich erobert?

1. Tätigkeit. «Wenn ich morgens untätig im Bett liege, hat die Angst ihre größte Macht. Wenn ich aufstehe, hängt sie noch bleischwer an mir, macht Rasieren und Zähneputzen zu böser Mühe. Aber schon unter der warmen Dusche fällt mir auf, dass zwar der Rücken zwickt, der Oberarm schmerzt, die Hüften dumpfen, aber dass ich mich doch noch ganz ordentlich bewegen kann und das warme Wasser wohl tut. Wenn ich dann frühstücke und mich auf den Weg zur Arbeit mache, denke ich an die Nachrichten in der Zeitung und an das, was es heute zu tun gibt. Ich bemerke vielleicht erst nach einigen Stunden, dass ich jetzt ebenso lange nicht mehr an meine Zipperlein gedacht habe.» (Ein Neunundfünfzigjähriger)

2. Disziplin. Das Wort kommt von lateinisch *discipulus*, «Schüler». Wer etwas lernen will, darf sich nicht ablenken lassen und muss bei der Sache bleiben. Disziplin versetzt die Person in einen aktiven, leistungsbereiten Zustand; sie kann sich nicht in Ängsten «gehen lassen». Sie hängt eng mit den «Sekundärtugenden» zusammen – Pünktlichkeit, Ordnung, Sauberkeit.

3. Konzentration. Sie ist geistige Disziplin. Jede Konzentration enthält auch Disziplin; was diszipliniert erscheint, kann aber unkonzentriert in dem Sinn sein, dass eine Routine abläuft, während der Geist woanders ist. Die Metaphern von «Zerstreuen» und «Sammeln» oder «Zusammennehmen» enthalten viel vom Wesen der Aufmerksamkeit. Schmerz ist Reiz plus Aufmerksamkeit – ganz ohne Reiz kann nur der psychisch Gestörte einen Schmerz wahrnehmen; ganz ohne Aufmerksamkeit können Schmerzen keine Macht gewinnen. Ein großes Problem der Schmerzbehandlung liegt darin, dass, wer den Schmerz betäubt, auch die Konzentration schwächt.

4. Ausdruck. Kindern wird unterstellt, dass sie den Schmerz benutzen, um Aufmerksamkeit zu gewinnen. Mich überzeugt das nicht, am wenigsten, wenn es den vorwurfsvollen Ton dessen angenommen hat, der Aufmerksamkeit vorzugsweise für seine eigene Bescheidenheit beansprucht. Kinder haben oft die Erfahrung gemacht, dass die Eltern ihnen helfen können, wenn etwas wehtut. Daher ist es nur logisch, dass sie ihnen den Schmerz bringen. Erwachsene wissen meist, dass es kein Analgetikum ohne Nebenwirkungen gibt.

5. Gestaltung. Den Schmerz in eine Form zu bringen macht ihn erträglicher – «Und wenn der Mensch in seiner Qual verstummt/gab mir ein Gott, zu sagen, wie ich lei-

de.»* In der Körpertherapie wird empfohlen, einen Schmerz «Gestalt werden zu lassen», ihn mit aller Aufmerksamkeit zu durchleiden; dann, so lautet das Versprechen, schließt sich seine Gestalt, und er verschwindet wie ein Bote, der seinen Brief abgeliefert und sein Trinkgeld kassiert hat.

6. (Auto-)Suggestion. Vielleicht fällt die letzte Maßnahme unter diesen Titel, aber auch die früheren Punkte spielen im Geschehen der Suggestion eine Rolle. Es geht darum, an etwas zu glauben, sich auf etwas zu konzentrieren, das stärker ist als die Versuchung, dem Schmerzreiz nachzugehen. Auch hier spielt Konzentration eine Rolle. Das Bewusstsein kann nur einem dienen. Es drängt an den Rand, was nicht im Mittelpunkt ist, auf den sich seine Energien richten. Der Suggestionsbegriff ist ein spät geborenes, schon etwas kraftloses Kind der Aufklärung. Mit der Hilfe dieses Wortes sollen die Wunderheilungen von Lourdes geradeso erklärt werden wie die Leiden der eingebildeten Kranken. Darüber hinaus kann der Experte mit der Hilfe dieses Modells anfangen, heilsame Vorstellungen gegen krankmachende zu setzen. Wir reden dann nicht mehr von einem Menschen, der in seiner Qual verstummt, und auch nicht mehr von einem Gott, der sprechen macht. Wir beschwören uns mit trivialen Formeln, etwa der des französischen Heilers Émile Coué (1857–1926): «Es geht mir von Stunde

* «Nein, *alles* ist dahin! – Nur eines bleibt:
Die Träne hat uns die Natur verliehen,
Den Schrei des Schmerzens, wenn der Mann zuletzt
Es nicht mehr trägt – Und mir noch über alles –
Sie ließ im Schmerz mir Melodie und Rede,
Die tiefste Fülle meiner Not zu klagen:
Und wenn der Mensch …»
Goethe, «Tasso», V. 3426 ff.

zu Stunde, von Tag zu Tag immer besser und besser.» Es ist wie auf einer Party von dem Typ: «Ich bringe die Gläser, ihr den Wein!» – «Ich bringe die Suggestionen, ihr müsst den Glauben mitbringen!»

7. Lust. Sie ist der erste, mächtigste, einfachste Gegenspieler der Angst. Lust spielt in Konzentration und Tätigkeit ihre untergründige Rolle – wie sollen sie gelingen, wenn gar keine Lust dabei ist? Auf der anderen Seite macht gerade die Abwesenheit der Lust den Schmerz mächtig und angstträchtig. Wozu aufstehen, um die Angst und mit ihr den Schmerz durch Tätigkeit zu besiegen, wenn so gar kein Lichtblick in der Routine ist, wenn alles egal sein wird – oder noch schlimmer, sodass man sich sogar nach der einförmigen Routine sehnt –, wenn ich genauso gut liegen bleiben könnte, weil Zähneputzen und Rasieren und schwerfällig über den Badewannenrand steigen zu schwierig sind. Wenn ich mich dennoch aufraffe, ist es, weil irgendwo im Hintergrund etwas wie ein Lustkeim, ein Versprechen ist, eine Ahnung, dass ein Funken Lust irgendwann hinter der nächsten, nein, übernächsten Biegung aus einer Seitengasse kommen könnte, kann, muss, wird? Lust besiegt Angst und Schmerz. Wo ihr das nicht gelingt, verdoppelt sie den Schmerz – er wird unbezwinglich, er wird die Lust für immer vertreiben und verdüstern. Daher auch die Rede von der Trauer nach dem Orgasmus. Sie entsteht, weil die vergessenen, durch Tätigkeit, Konzentration und Gestaltung besiegten Schmerzen und Ängste wiederkommen. Wir haben uns nur vorübergehend von ihnen befreit.

8. Anhänglichkeit. Wir suchen nach Antworten, weshalb das Ich angesichts der Gewissheit und Unausweichlichkeit des Schmerzes nicht verzweifelt, und finden Gesichtspunkte, die weder von der Hand zu weisen sind noch überzeu-

gen. Wenn wir einen Menschen fragen, dessen Fähigkeit, Leid zu ertragen, uns unvorstellbar ist, wie er das zustande gebracht habe oder zustande bringe, wird er meist sagen: «Ich weiß nicht!» oder, was fast dasselbe ist, «Gott hat mir geholfen» oder auch «Es musste sein, ich konnte nicht anders». Natürlich hätte er anders gekonnt, er hätte den Tod oder die vollständige Betäubung suchen können. Wir sind fassungslos, wenn gesunde Menschen ihr Leben wegwerfen, aber wir sollten uns noch viel mehr wundern, wie lange Kranke einen hoffnungslosen und qualvollen Zustand ertragen, ohne an Suizid auch nur zu denken.

Es scheint also eine Anhänglichkeit an das Leben zu geben, die auch eine Anhänglichkeit an das vertraute Ich ist und die wir ahnen, wenn wir uns vorstellen, nicht mehr zu sein. Hier gehen Wissen und Erleben getrennte Wege; wir wissen um unser Ende, aber wir erleben es nicht. Die Todesangst ist eine enge Verwandte der Angst vor dem Ungewissen, vor der Veränderung. Der Schmerz, vor allem der besonders ängstigende, der in seinem Verlauf noch nicht durchschaut ist, zieht aus demselben Grund die Angst an: Wir wissen nicht, was er tun wird, ob er sich ausbreitet oder erlischt.

9. Verdrängung. Schmerz ist bewusster Schmerz, Angst ist bewusste Angst. Verdrängter Schmerz ist so gut wie kein Schmerz, es sei denn, die Verdrängung gelingt nur unvollständig und mit Hilfe von Symptombildung. Schmerzen, die helfen, schlimmere Schmerzen und Ängste zu verdrängen, sind schöne Schmerzen: Bei den hysterischen Kranken wurde schon im 19. Jahrhundert die *belle indifférence* beschrieben, mit denen sie ihre Symptome schildern – lächelnd zum Arzt: «Ist es nicht schrecklich, dass ich gelähmt, dass ich blind bin?»

Verdrängung ist auch eine Form der Suggestion: sich einbilden, dass etwas nicht (mehr) da ist.

10. Masochismus. «Was du nicht willst, das man dir tu / Das füg dir vorher – selber zu!» Wenn sich Menschen mit einer scharfen Klinge schneiden, sich eine glühende Münze auflegen, sich stechen oder beißen, sind das oft ebenfalls Versuche, Angst und inneren Schmerz mit einem selbst auferlegten Schmerz aus einer sichtbaren Quelle zu kontrollieren. Seine so dokumentierte Macht über die kreatürliche Angst vor Schmerzen macht den Masochisten allen Nichtmasochisten überlegen. Wo andere unter der Folter gestehen und der Scham über ihre Schwäche preisgegeben sind, kann der Masochist den Folterknecht beschämen.

11. Leben. Wir entdecken, dass wir leben und sterben werden, erst geraume Zeit nach dem Beginn unserer Existenz. Das heißt, dass unser Erleben etwas Aufgepfropftes hat und dem Leben gegenüber die Hochachtung bewahrt, die der Mutter oder dem älteren Geschwister gilt. Die Psyche kann ihre ehrfürchtige Scheu gegenüber dem Leben nicht verlieren. Dieses behält sein Erstgeburtsrecht. Es ist «normal», auch unter qualvollen und hoffnungslosen Bedingungen auszuharren.

Was an der Macht dieser Bindung zweifeln lässt, ist das Suizidverbot in vielen Religionen. Es ist allerdings meist der Versuch, den Selbstmord zu monopolisieren – beispielsweise auf den heiligen Krieg oder den Märtyrertod im Dienst des gepredigten Glaubens zu beschränken.

10 Die Brücken zwischen Angst und Schmerz

Eine Brücke zwischen Angst und Schmerz ist der Spiegel. Wir verwenden ihn, um uns selbst zu erkennen. Wir erforschen sonst unzugängliche Stellen des Körpers mit seiner Hilfe. Wie dramatisch dieses Erlebnis sein kann, welche Gefahren es mit sich bringt, zeigt die Geschichte vom wunderschönen Jüngling, der – zu stolz, sich auf Liebesangebote einzulassen, ein freier, einsamer Jäger – in einem Quellteich im Wald sein eigenes Bild sieht. Er ist so berauscht von dem Anblick, dass er verschmachtet, weil er sich nicht mehr losreißen kann.

Der Mythos von Narkissos geht wohl auf eine moralische Fabel zurück. Sie bedroht Eigensüchtige mit Strafen, weil sie sich Liebesangeboten unzugänglich erweisen. Aber in dem Bild des Jägers vor dem Spiegelbild, das sich auflöst, sobald er es berührt, drückt sich auch das Dilemma der Menschwerdung aus. Wir können viel tiefer und weiter nachdenken als die Tiere, die unsere Beute sind. Der menschliche Jäger kann nicht schneller laufen und hat keine schärferen Zähne als andere Raubtiere, im Gegenteil. Aber er ist klüger als sie, er kann gründlicher planen, er kann Fallen stellen, Treibjagden organisieren, das Feuer verwenden, um Bären in ihrem Bau zu ersticken oder Bisonherden über eine Klippe zu treiben.

Aber diese Fähigkeit zu denken, das heißt, Abläufe in unserer Phantasie durchzuspielen und Variationen zu finden, die unseren Zielen dienen, hat ihre Schattenseiten. Sie steht allen Affekten zur Verfügung. Nicht nur die Lust und nicht nur der Hunger, sondern auch die Angst kann unsere Phantasie in Gang setzen. Dann wird ein kleiner innerer Reiz zum Anlass dafür, eine große Gefahr zu suchen und zu finden. Nun ist unsere planende, vorwegnehmende Phantasie nicht nur eine zentrale Quelle von Ängsten, sondern auch ein wichtiges geistiges Organ. Wir können unsere Phantasie nicht einfach lahm legen und blockieren, denn wir fürchten uns auch sehr, die Orientierung einzubüßen, die sie uns bietet, und den Halt zu verlieren, den sie uns gibt. Denn die Phantasie ist es, die dem Kind geistige Unabhängigkeit und körperliche Bewegungsfreiheit verschafft. Sie versorgt es mit verinnerlichten Bildern wichtiger Artgenossen. Diese können den realen Kontakt weitgehend ersetzen und Gefühle der Geborgenheit verschaffen, als seien diese Halt gebenden, tröstenden Wesen tatsächlich da. Der Spiegel ist dafür verantwortlich, dass wir das Auge höher schätzen als alle anderen Sinne und mehr fürchten zu erblinden als alles andere, was uns zustoßen kann. Die Blendung ist das wichtigste Symbol der Kastration, wie uns die Ödipus-Tragödie lehrt. Wenn wir erkennen, dass in der Blendung auch das eigene Spiegelbild verloren geht und wir uns sozusagen selbst verlieren, ist die Verbindung von Kastration und Trennung wieder fassbar.

Entwicklungsgeschichtlich ist nicht die Kastrationsangst, sondern die Trennungsangst die Mutter aller Ängste. Sie gehört zur angeborenen Ausrüstung eines sozialen Tiers, das in seiner Kindheit nur überleben kann, wenn es von einem einfühlenden Artgenossen versorgt wird. Diesen zu verlieren ist die erste und wichtigste Angst, aus der sich viele spätere Ängste ableiten lassen. Hier wurzelt auch die Kultur. Um den Artgenossen nicht zu verlieren, um ihn möglichst verlässlich zu binden, sind viele Mittel nötig, wir können auf keines verzichten. Riten, Mythen, Sprache, Totem-Ahnen, Sippenzusammenhänge, Bindungen an Heimat, an Grund und Boden, Haus und Hof schützen uns vor den Gefahren der Einsamkeit. Während sich das kindliche Ich im Spiegelbild festigt und den Menschheitsschritt zur Reflexion über die eigene Person nachvollzieht, löst sich das alternde Ich im Spiegel auf. «Das kann doch nicht ich sein, so fühle ich mich doch nicht, bin ich das wirklich?» Dass uns die Altersangst plagt, hängt damit zusammen, dass wir von Bildern unserer selbst umzingelt sind. Überall begegnen sie uns, kriechen aus Winkeln, stoßen aus nächtlichen Zugfenstern oder Fotoalben auf uns, kein Wunder, dass Greta Garbo nicht fotografiert werden wollte, seit sie ihre Karriere als Schauspielerin beendet hatte.

Wir sehnen uns vergeblich nach der Welt der Primitiven, die ihr Alter nicht nennen können und keinen Spiegel haben außer den unzuverlässigen der Quelle. Was dem Zivilisierten als tröstliche Lüge gesagt wird: dass er so alt sei, wie er sich fühle, das gilt unter solchen Lebensumständen tatsächlich. Wir aber sind immer auch so alt, wie wir uns wissen, uns sehen, uns vergleichen, uns phantasieren – und wie erfolgreich wir darin sind, solche Bedrängnisse zu verdrängen. Erst dann sind wir so alt, wie wir uns fühlen.

Was den Erwachsenen einem animalischen Zustand näher bringt, bewahrt ihn auch vor der Angst, genauer: vor dem intensiven, quälenden Angsterleben, das zu einem seelischen Schmerz eigener Art wird und sich in weiten Bereichen mit depressiver Unruhe überschneidet. Daher die Bedeutung von Ablenkung, von Tätigkeit, die allgemein angstlösende Wirkung realer äußerer Probleme. Wer handelt, grübelt nicht.

In diesen Kontext gehört die Anekdote vom Nervenarzt, der sich in einem Unterstand neben einem schwer angstkranken Patienten findet. «Seit ich an der Front bin, haben die Angstanfälle aufgehört», sagt der Kranke. Die Regression auf den archaischen Zustand des allein ans physische Überleben denkenden Kämpfers hat ihn von seinem neurotischen Druck entlastet.

Die Rede vom «Naturmenschen» ist missverständlich, weil der Mensch immer durch Sprache und Kultur charakterisiert ist und der Natur sozusagen gegenübersteht. Wenn Naturmensch heißt, dass der Abstand geringer ist, wird dieser Begriff wieder sinnvoll. Wenn ich ein Bild für die animalische Ruhe suche, mit der man dem Alter entgegengehen kann, ohne sich zu fürchten und ohne es zu wünschen, denke ich immer an den analphabetischen Hirten, den ich in den sechziger Jahren als Nachbarn in der Toscana kennen lernte.

Er war über achtzig Jahre alt und zog jeden Tag bei jedem Wetter mit den Schafen auf die Weiden. Am Abend bestand er darauf, dass ein Feuer im Kamin angezündet wurde, auch wenn der Küchenherd ausreichend Wärme spendete. Sein Frühstück bestand aus einigen Zwiebeln, die er im Garten ausgrub. Eines Tages traf ich ihn mit dicker Backe und fieberglänzenden Augen. Ein Zahn hatte sich entzündet. Da müsse er doch zum Arzt!

«Ich geh zu keinem Arzt … Es wird vorbeigehen …» Tun, als ob nichts wäre, sich in die Höhle der Gewohnheit zurückziehen und abwarten, das ist die urtümlich-zweckmäßige Reaktion. Die Ablenkung wird ihn verkleinern, schließlich ist er nicht mehr da. Wozu sich Sorgen machen? Auch die Techniken der Meditation dienen dazu, unsere Bindung an das Ich zu lockern. Dem Meditierenden kann klar werden, das die Dinge, die er so wichtig nimmt, nicht wichtiger sind als still zu sitzen, zu atmen und die Gedanken weiterziehen zu lassen. So nähert er sich einem Zustand vor der Sprache, vor den Prägungen durch Liebesbedürfnisse, zu denen auch noch die Selbstliebe zählt. Er gibt die Sehnsucht auf, das Bild des Spiegels zu schönen und dafür zu sorgen, dass es mehr Bewunderer findet.

Bei stolzen und mutigen Menschen ist die Angst ausgeprägter, vom Schmerz überwältigt zu werden. Sie glauben, Stärke zu beweisen, indem sie etwa auf chemische Mittel verzichten. Ich kann darin, neben dem gewiss anerkennenswerten Versuch, Disziplin zu üben, auch eine Überschätzung des Intellekts finden. Unser Geist kann uns nicht über die Materie heben, aber er kann uns helfen, sinnvoller mit der Materie umzugehen, aus der wir bestehen und die uns umgibt. Schmerzmittel sind ein Teil dieser Materie. Nicht nur die Ärzte, sondern wir alle sollten mit ihnen umgehen und sie einschätzen können. Der pseudospirituelle Kranke und der inkompetente Arzt können sich auf eine qualvolle Weise ergänzen: der Kranke, indem er seine Schmerzen herunterspielt und anbietet, sich zusammenzureißen; der Arzt, indem er schwach dosierte oder ungeeignete Mittel einsetzt, weil er beispielsweise die wohltuende Wirkung der Opiate aus Ängsten über deren Suchtpotenz auch schwer leidenden Kranken vorenthält.

Die Zukunft sollte jenen technischen und pharmakologischen Entwicklungen gehören, in denen dem Kranken die Kontrolle über die Schmerzbehandlung zurückgegeben wird. Ein Mittel sind beispielsweise tragbare Injektoren, die vom Patienten bedient werden können, sodass er das von ihm gewünschte Maß der Betäubung selbst regulieren kann. Dass der Arzt für eine ausreichende Schmerzlinderung auch den früher eintretenden Tod in Kauf nimmt, liegt nahe und ist etwas ganz anderes als die hoch problematische «Tötung auf Verlangen».

Die Polemiken angeblicher Befürworter humanen Sterbens gegen angebliche Gegner ebenso wie die Polemiken angeblicher Befürworter der Heiligkeit des Lebens gegen angebliche Euthanasie beruhen auf Feindbildern, die mehr mit dem Narzissmus der Kontrahenten als mit der Realität Todkranker zu tun haben. Am Krankenbett einigen sich konstruktive und wohlwollende Personen in aller Regel rasch. Angehörige, die ihrer eigenen Entscheidungen sicher sind, finden ohne viele Umstände auch Ärzte, mit denen sie vernünftig sprechen können. Im hippokratischen Eid steht nichts davon, Patienten sinnlos zu quälen. Für jeden technikbesessenen Mediziner, der für Lebenserhaltung um jeden Preis die Lebensqualität seiner Patienten missachtet, finden sich mühelos zehn, die sich auf ein Gespräch über dieses Thema einlassen können und sich mit dem Kranken und seinen Angehörigen auf das optimale Vorgehen verständigen wollen.

11 Trauer, Trauerarbeit, Depression und Manie

Eine junge Frau spricht mich nach einem Vortrag an. Sie habe sich bemüht, es richtig zu machen, als ihre letzte Beziehung schief gegangen sei. Sie sei jedoch unbefriedigt geblieben. Es sei ihr klar, dass sie Trauerarbeit leisten müsse, aber sie wisse nicht, was sie tun solle, um das richtig zu machen. Müsse sie ganz intensiv nachdenken? Fühlen, weinen und schreien? Wann sei das abgeschlossen, und vor allem: gebe es ein Mittel, die Trauerarbeit über die augenblickliche Erleichterung hinaus zu verbessern, die sie nach ihren bisherigen Versuchen durchaus gespürt habe. Es gehe ihr darum, die Trauer zu einem Ziel, einem wirklichen Abschluss und einer neuen Sicherheit zu führen.

Freud hat mit dem Wort von der Trauer«arbeit» etwas von seinem Bild der Tätigkeit des menschlichen Ichs verraten. Trauer ist ein Prozess, keine Leistung. In diesem spontan einsetzenden Vorgang wird der verlorenen Person die an sie gebundene Liebe entzogen und wieder dem eigenen Ich unterstellt.

Die Frage der jungen Frau an einen psychologischen Experten drückt den Verlust an Riten und sozialen Verbindlichkeiten aus. Jemanden zu verlieren, den wir lieben, verunsichert uns tief und weckt Sehnsucht nach Sicherheit. Freud hat diesen Halt in der Arbeit gesucht. Das «Trauerjahr» ist ein Ritual traditioneller Kulturen. In manchen Regionen Afrikas schnitzt man dem Toten eine Gedenkfigur. Diese wird wie ein Lebender gewaschen, gepudert, gefüttert und gepflegt. In anderen Gegenden wird diese Figur ins Freie gestellt; der ruhelose Totengeist kann in ihr wohnen und schadet, so gebannt, den Lebenden nicht. Wenn die Figur zerfällt, findet auch der Geist seine Ruhe. In der Ahnenfigur gewinnen die Trauernden eine Möglichkeit, sich auf den Toten zu konzentrieren und etwas für ihn zu tun, was einen Anfang und ein Ende hat. Die Frage der Trauerarbeiterin entsteht durch den Mangel an einem solchen Handlungskern.

Trauer gehört zu der für eine normale Entwicklung notwendigen Bereitschaft, sich damit abzufinden, dass nicht alle Lebensträume reifen, dass es nicht gelingt, sich alle beruflichen Ziele oder alle Wünsche an einen Liebespartner zu erfüllen. Die Trauer stellt hier eine Phase der Schonung, der Rücksicht, der Vorsicht im Angehen neuer Aufgaben her, aus der sich dann ein Reifungsschritt ergeben kann.

Aber Trauer ist nur eine mögliche Reaktion auf einen Verlust. Eine zweite Gruppe von Reaktionen ist um Aggression zentriert. Der Säugling schreit wütend, wenn er die Brust nicht bekommt, und nicht weniger wütend (vielleicht sogar wütender), wenn sie ihm entzogen wird, ehe er genug hat. Trauer scheint sich dann einzustellen, wenn es chancenlos erscheint, das Verlorene zurückzugewinnen. Der Traurige kann untätig oder tätig sein. Das hängt damit zusammen, ob er einen anderen Menschen sucht, der ihn trösten kann, oder dazu nicht bereit ist. Er sitzt stumm da, lässt sich gestisch und mimisch hängen. Wartet er auf Zuwendung und Trost? Manche Trauernde sind dankbar dafür, andere wehren Hilfe ab und wollen ihre Ruhe. Die Passivität des Trauernden hängt damit zusammen, ob er glaubt, dass seine Selbstheilungskräfte ausreichen, den Verlust zu verwinden.

Die Trauer ist eine partielle Resignation: Das Verlorene ist noch nicht ersetzt, aber es ist nicht alles verloren. Sie muss von der vollständigen Resignation unterschieden werden, die depressive Zustände auszeichnet. Zum Trauerprozess gehört eine Vorstellung der Schuldlosigkeit. Sie ist umso schwerer herzustellen, je höher die Anforderungen sind, die der Betreffende an seine individuelle Tüchtigkeit richtet. Daher können Kinder am schönsten trauern – Regen, der den Himmel reinigt und der Sonne Platz macht. Erwachsene haben gelernt, nach Schuld suchen. Wo etwas fehlt, finden sie auch einen Fehler, einen eigenen oder fremden. Dann wird die Trauer durch fieberhafte Aktivität ersetzt. Der Mechanismus von Manie und Depression kommt ins Spiel: In der Manie glaube ich, alle Quellen von Trauer aus meinem Leben entfernen zu können, selbst der Beste, Größte, Klügste zu sein, dem alle Liebe gebührt. In der Depression bin ich nichts mehr, bin der Dümmste, der Wertloseste. Der Gegenpol der Trauer ist die Freude, der Gegenpol der Depression die Manie; während in dem Paar Trauer und Freude die Aggression gebunden bleibt, ist sie in Depression und Manie gehemmt beziehungsweise enthemmt. Der Depressive erscheint wehrlos, apathisch, der Manische ist lästig, reizbar, latent oder offen aggressiv*. Manie und Depression sind sozusagen Extremvarianten von Freude und Trauer. In ihnen brechen Sublimierungen zusammen, die in dem gemäßigten Wechselspiel bestehen bleiben: betrübt, aber nicht zu Tode; jauchzend, aber nicht himmelhoch. In der Trauer ist die Freude als Erlebnismöglichkeit nicht undenkbar geworden wie in der Depression; in der Freude ist die Trauer nicht so ausgeschlossen wie in der Manie.

* Häufiger als die endogene Manie ist die durch Drogen induzierte. Der Trinker zum Beispiel ist unter Alkohol überzeugt, dass er alle Probleme packen und jeden schlagen kann, der sich ihm in den Weg stellt. Nüchtern lässt er sich dann oft demütigen und schlägt auf sich selbst ein.

Solche Überlegungen bereiten darauf vor, in der Entstehung von Trauer und Freude einen relativ komplexen Reifungsprozess zu vermuten, der mit einer gewachsenen Toleranz für gemischte Gefühle zusammenhängt. Diese Toleranz ermöglicht ein stabiles Bild der Realität unseres Lebens und unserer Gefühlsbeziehungen, in denen sich Süßes und Bitteres meist mischen. Der Gegenpol dieser Toleranz ist die Spaltung. In diesem Fall können Beziehungen nur durch Idealisierung aufrechterhalten werden, der Partner muss ganz und gar gut sein, alles Negative an seinem Bild wird in die Latenz geschickt. Kann diese Spaltung nicht aufrechterhalten werden, verwandelt sich der positiv idealisierte Partner aus nichtig scheinendem Anlass in einen negativ idealisierten. Seine Schlechtigkeit wird nun ebenso depressiv vertieft, wie seine Güte manisch überhöht war.

Othello ist ein klassisches Beispiel für solche Prozesse. Desdemona wird von ihm idealisiert; sobald er aber an ihr zweifeln muss, ist sie ganz ohne Wert und des Todes schuldig. Die Beziehung hat eine manische Qualität; geht die Idealisierung verloren, kann Othello nicht trauern. Er kann nicht über sein Leid sprechen, sondern er muss töten. Das Liebste zu morden rückt ihn in die Nähe des Depressiven, dessen Selbstmordgedanken eine ähnliche Qualität haben: Wer nicht ganz gut ist, ist ganz schlecht und verdient nicht zu leben.

In den reifen emotionalen Reaktionen mischen sich Trauer und Freude fast ständig; so entsteht die relativ ausgeglichene Stimmungslage des gesunden Erwachsenen während entspannter Perioden seines Lebens, wenn er sich nicht verliebt und niemanden verliert, wenn die körperliche Gesundheit mit kleinen Schwankungen stabil ist und die soziale Situation keine unmittelbaren Bedrohungen enthält.

Während Trauer um die Gefühlsqualitäten der Einschränkung, um ein «Es ist schade» kreist, enthält die Depression fast immer heftige Abwertungen – ich bin schlecht, die Welt ist schlecht, das Leben ist wertlos. Daher wird sie in der psychoanalytischen Theorie mit einer gegen das eigene Ich gerichteten Aggression verbunden. Der Depressive behandelt sich selbst rücksichtslos und hasserfüllt, während der Traurige schonend mit sich umgeht. In der Depression fühlen sich die Kranken aller positiven Gefühle beraubt (auch ihrer Trauer), fühlen sich innerlich leer, gleichzeitig unruhig und erschöpft, das Denken ist verlangsamt und kreist um die eigene Wertlosigkeit, Schuldgefühle breiten sich aus, alles Negative wird übertrieben und auf die eigene Person bezogen.

Die Depression ist das häufigste Symptom, das Kranke in psychiatrische oder psychologische Behandlung bringt. Die Klassifizierung von Depressionen ist umstritten. Gebildete, nachdenkliche Patienten gehen eher in Psychotherapie; ihre Krankheit wird dann als «reaktive» oder «neurotische» Depression angesehen, die psychotherapeutisch behandelt werden kann. Demgegenüber wird bei Patienten, die von ihren Angehörigen wegen ihre Symptome in eine psychiatrische Klinik gebracht werden, häufiger eine endogene Depression diagnostiziert, die auf unbekannte körperliche Ursachen zurückgeführt und mit Psychopharmaka behandelt wird. Wenn der Therapeut oder der Patient in der Behandlung einer Depression resigniert, taucht das Wort «endogen» auf; wenn ein Kranker Hoffnung schöpft und einen Zusammenhang zwischen seiner Lebenssituation und seinen Symptomen erkennt, verabschiedet er sich von den Psychopharmaka und dem Modell der Endogenität.

Diese Situation legt nahe, dass die Depression viele Ursachen hat. In der neueren Forschung geht man eher von einer Ergänzungsreihe körperlicher und seelischer Einflüsse aus, wobei sich sehr schwere (psychotische) Depressionen von den leichteren (reaktiven und neurotischen) nur graduell unterscheiden. Dass ein so schweres Leiden auch den gesamten Stoffwechsel beeinflusst, ist klar. Daher lässt sich nicht eindeutig sagen, ob nun die Veränderungen der Botenstoffe (Neurotransmitter) im Gehirn die Ursache oder eine Folge der Depression sind; es kann sich auch um eine Begleiterscheinung einer Grundkrankheit handeln, deren Dynamik im seelischen Bereich bisher genauer erfasst worden ist als im körperlichen.

Tiefenpsychologische Forscher vermuten, dass die Krankheit durch eine Störung in der Aggressionsverarbeitung entsteht. Die Aggressionen können nicht nach außen gerichtet werden, weil die betreffenden Personen fürchten, dann die Liebe ihrer Mitmenschen zu verlieren. So lässt sich auch eine Persönlichkeitsstruktur auffinden, die – noch ohne manifeste Depression – irgendwann in ihrem Leben eine Depression erleiden wird. Diese depressive Persönlichkeit trägt in sich die Größenphantasie, kraft ihrer Liebesfähigkeit und ihrer Tüchtigkeit ohne Äußerungen ihrer aggressiven Potenziale ihr Leben zu meistern. Wenn diese Größenphantasie zusammenbricht, manifestiert sich die Depression, wobei dieser Zusammenbruch durchaus unbewusst verlaufen kann und dem Betroffenen ebenso wie seinen Angehörigen nur der plötzliche Einbruch an Lebensfreude, Zuversicht und Energie auffällt.

Die ständige Aggressionsunterdrückung erschöpft die seelische Leistungsfähigkeit, sodass schließlich, wenn die Aggression nicht mehr anders abgewehrt werden kann, nur noch der Ausweg in die Depression bleibt. Die unterschiedliche Schwere (von psychotisch bis neurotisch) der Symptombildung hängt sowohl von genetischen Faktoren, wie der Stärke der aggressiven Triebe, als auch vom Lebensschicksal und von den verinnerlichten Bezugspersonen ab. Daher kann eine Depression sowohl auf Medikamente wie auf Psychotherapie oder auf eine Kombination beider ansprechen.

Anders als die Schizophrenie ist die Depression in Stammeskulturen praktisch unbekannt. Sie breitet sich überall auf der Welt dort aus, wo die zivilisierten Arbeitsbedingungen gesteigerte Aggressionskontrolle verlangen, die traditionellen Werte verloren gehen und die Ansprüche an das eigene Leben wachsen. Es leiden doppelt so viele Frauen an Depressionen wie Männer. Auch dieses Phänomen passt gut zu der Annahme einer Störung in der Aggressionsverarbeitung. In den meisten zivilisierten Ländern trägt die Frau eine schwerere Last von Aggressionskontrolle, Rücksichtnahme und Durchsetzungsverzicht.

12 Ich-Bewusstsein und Zell-Bewusstsein

Säugetiere entstehen aus zwei winzigen Zellen, dem Ei einer Mutter und dem Samen eines Vaters. Beide tragen einen Bauplan in sich, der bei der Zeugung den Impuls zu einem gemeinsamen Projekt erhalten hat: dem Organismus, der aus diesen beiden Zellen wächst. Bei der Geburt ist aus der befruchteten Eizelle ein System von vielen Milliarden Zellen geworden, die sich alle so organisieren können, dass sie unterschiedliche Aufgaben erledigen, Blut durch den Körper pumpen, Sauerstoff aus der Atmosphäre holen, Wasser und Nahrung verwerten, Energie produzieren und Abfälle entsorgen.

Wenn wir unsere technischen Fähigkeiten betrachten, vertieft sich unsere Ehrfurcht vor dem Können des Lebens, das aus zwei winzigen Klümpchen Schleim Zähne, Krallen, ein Skelett und ein Gehirn schaffen kann, das sich über diesen Prozess wundert und stolz darauf ist, das es eine Keule schnitzen und eine Angel basteln kann. Die Fertigkeiten der Lebensvorgänge sind ungeheuer, unsere technischen Fähigkeiten wirken neben ihnen wie ein Faustkeil neben einem Atomkraftwerk. Sie sind aber so verbreitet, banal, selbstverständlich, dass wir sie nicht mehr bewundern. Schließlich kann jede Maus, jede Zecke Dinge, die kein Nobelpreisträger fertig brächte.

Journalisten, die über Biochemie oder Genetik schreiben, behaupten gerne, das Geheimnis des Lebens sei entschlüsselt oder in dem DNS-Katalog, der das Genom darstellt, sei der Bauplan des menschlichen Lebens erfasst. Man ist versucht, die alte Geschichte vom Kind zu erzählen, das mit einer Muschelschale zuversichtlich das Meer ausschöpft; in Wahrheit wissen wir nur winzige Fragmente und vertrauen gerade in den spektakulären Experimenten (wie dem Klonen von Säugetieren) nach wie vor auf die längst nicht verstandenen Lebensfunktionen. Wer eine Weiche stellt, kann noch keine Lokomotive bauen.

Die DNS steuert, welche und wie viele Aminosäuren in Proteine eingebaut werden. Diese Aminosäuren sind wie die Buchstaben eines Alphabets; aus ihnen entstehen Wörter, Sätze, Buchseiten, Bücher. Die Proteine steuern die Lebensvorgänge; sie kontrollieren die Zellfunktionen. In einer einzigen Säugetierzelle gibt es ungefähr eine Milliarde Proteine, die untereinander und mit den Proteinen der vielen Milliarden anderer Zellen vernetzt funktionieren.

Das Leben hat für den menschlichen Geist alle Qualitäten eines Wunders; zu den ungelösten Problemen der Evolutionstheorie gehört die Unwahrscheinlichkeit, dass diese zweckmäßige Vielfalt allein durch zufällige Mutationen und Selektionen entstanden sei. Die Chaostheorie versucht, dieses Dilemma durch die These von Vernetzungen und Synergien in lebenden Systemen zu überwinden. Psychologisch bedeutungsvoll ist die ausgeprägte Schwierigkeit, sich in die Biochemie hineinzudenken. Unsere Modelle für psychische Vorgänge sind mechanisch (wie die Verdrängung, die Spaltung, die Introjektion oder die Projektion) oder hydraulisch (wie der «Triebdruck»), manchmal lehnen sie sich an die einfache anorganische Chemie an (wie «Sublimierung») oder orientieren sich an physikalischen Konzepten wie dem Energiefeld mit Vektoren.

Es ist ein Wunder und ein Rätsel, wie aus diesem Gewimmel von Enzymen und Proteinen, chemischen und elektrischen Bauplänen, Kopien und Verdoppelungen das Ich-Bewusstsein entstehen kann. Aber es ist nun einmal da, und wir können auch rudimentäre Vorstellungen entwickeln, warum es da ist. Es dient den Interessen des Zellsystems, wenn es einen Diktator gibt, der in Krisenzeiten die Bewegung des Ganzen und sein Verhalten gegenüber der Außenwelt bestimmt – ob ein heißer oder ein kühler Ort aufgesucht werden soll, welche Flüssigkeiten und festen Stoffe zugeführt werden sollen, wie der Organismus sich vermehren soll und wie er sich vor Feinden schützen kann. Das bewusste Ich wird sozusagen vom Zellvolk gewählt wie ein Diktator in der römischen Republik. Dieser trägt die Verantwortung für die Krisenbewältigung, darf sich aber nicht in bewährte, lebenspraktische Abläufe einmischen, wenn er seine Macht behalten will. Er soll die Bräuche, Religionen, landwirtschaftlichen und handwerklichen Selbstverständlichkeiten schützen, nicht eigenmächtig verändern. Tut er das, ist seine Macht gefährdet.

Das Ich in Freuds Modell hat ähnliche Qualitäten: Wenn es gut regiert, brauchbare Kompromisse zwischen Außenwelt, Trieb und Gewissen findet, darf es sich mächtig fühlen; wenn es aber seine Macht überschätzt und zu viele Triebbefriedigungen verbietet, fallen wichtige Provinzen ab. Symptome entwickeln sich, und wo sie sind, kann das Ich nicht mehr regieren. Die Macht des Ich-Diktators ruht auf zwei Säulen (man kann sie auch Einbildungen nennen): auf der Illusion, dass seine Untertanen ihn stützen, ihn wollen, und auf der Illusion, dass in seinem Reich dieselben Gesetze herrschen wie in seinem Bewusstsein. Das Ich-Bewusstsein entwickelt sich parallel zum Organismus und erreicht in der Adoleszenz seine größte narzisstische Bedeutung; ein Beleg dafür sind Aussagen Jugendlicher, aus denen keinerlei

Verständnis für die Macht von Abhängigkeiten spricht. «Hör doch endlich auf zu trinken! Ihr sollt euch scheiden lassen! Der hat Schiss, Motorrad zu fahren!»

Dieses diktatorische Ich der Adoleszenz ist keine Phase der Ich-Entwicklung, sondern es ist das Ich schlechthin; wenn es später respektvoller mit menschlichen Einschränkungen umgeht und pharisäische Äußerungen zu unterdrücken weiß, geschieht das nicht durch eine Strukturveränderung, sondern durch Zusatzstrukturen, welche die primitive Grandiosität dort einschränken, wo es für das Ich schädlich wäre, sie auszuleben. Aber sie bleibt unter dieser Tarnung erhalten. In der narzisstischen Struktur von Argument und Emotion, mit der ein siebzigjähriger Berufspolitiker oder ein siebzehnjähriger Gymnasiast verleugnen, dass sie sich falsch verhalten haben, bestehen kaum Unterschiede.

Im griechischen Mythos gibt es ein schönes Bild, das den Unterschied zwischen der realen, biologischen Geburt des Menschen und der Geburt des Ich-Bewusstseins zeichnet: Während Götter und Menschen hilflos geboren werden und auf eine Amme angewiesen sind, entspringt Pallas Athene in voller, glänzender Rüstung, mit Schild, Helm und Speer, dem schmerzenden Haupt des Zeus, das dieser sich mit einer Axt spalten lässt. Als Unsterblichem macht ihm das nichts aus; seine Tochter aber ist ohne Mutter, ohne Amme, ohne Abhängigkeit, voll gerüstet und sicher, die Klügste, Kunstfertigste, Tapferste zu sein. Das bewusste Ich ist überzeugt davon, dass ihm ein jugendlicher, voll funktionstüchtiger Körper zusteht; dass dieser nur darauf wartet, Befehle auszuführen und seinen Willen Gestalt annehmen zu lassen. Daher die schon beschriebene Mühe des Alternden, zu glauben, dass das Gesicht im Spiegel wirklich er sein soll; daher sein Versuch, durch Kopfwenden, Grimassieren, bessere Beleuchtung wieder den Menschen herbeizulocken, der er eigentlich ist. Wir sehen uns vermutlich alle selbst im Spiegel jünger, als wir sind, unsere Veränderung wird durch das triumphierende Bild der Jugend teilweise verdeckt oder wenigstens wie unter einem zarten Schleier verborgen. An anderen sehen wir hingegen ganz objektiv, wie alt und grau sie werden.

Zellen und Zellfunktionen sind entweder da oder nicht da; der Schmerz, dass etwas nicht da ist, was da sein sollte, der den Kern der Altersangst bildet, fehlt auf der Ebene der eigentlichen Lebensvorgänge. Ein Ich-Bewusstsein, das sich auch auf einer zellulären Ebene organisieren könnte, würde die Angst nicht kennen, wie auch ein Computer keine Angst hat, weil einige Chips ausgefallen sind. Er funktioniert einfach mit den restlichen Chips, und wenn zu viele ausfallen, ist es mit seinen Funktionen zu Ende. (Stanley Kubricks Filmszene über den geistigen Tod des Computers Hal in «2001 – Odyssee im Weltraum» ist eine konsequente Fortführung dieser Vermenschlichung; der Computer beginnt, kurz ehe er das Bewusstsein verliert, «Hänschen klein» zu singen.)

Altersangst entsteht also wie ein Wirbel in einer Strömung dort, wo sich das adoleszent gebliebene Ich-Bewusstsein an den Tatsachen reibt, dass nicht alle Zellsysteme dauernd den jugendlichen Zustand aufrechterhalten können, in dem das Ich-Bewusstsein entstanden ist. Wäre es möglich, das Ich noch einmal, diesmal auf der Ebene der realen Leistungsmöglichkeiten des Körpers, entstehen zu lassen, dann wäre auch die Angst gegenstandslos geworden.

Das Ich bildet sich durch Rückkopplungsvorgänge mit der Phantasie von anderen Ichs, die einerseits als völlig fremd erlebt werden – «Man kann nicht in andere hineinschauen», «Jeder ist allein». Andererseits gehört in das Ich-Repertoire auch die Vorstellung, von einem anderen Ich vollkommen verstanden zu werden und dieses ebenso vollkommen zu verstehen.

Wir fürchten, durch das Alter genau jene Kompetenzen zu verlieren, mit deren Hilfe wir uns gegenwärtig gegen unsere Ängste behaupten. Wir vertrauen im Alltag auf die Fähigkeit, uns zu bewegen, etwas anzupacken, zu planen, zu entscheiden, anderen Personen wehrhaft zu begegnen, sodass sie nichts mit uns machen, was wir nicht wollen. Die Lenkbarkeit von Gedanken, von Erinnerungen, die Fähigkeit, über das richtige Wort, die richtige Geste zur rechten Zeit zu verfügen, sind Lernerfahrungen der Kindheit, aus denen sich schließlich das selbstbewusste Ich entwickelt.

Mit dem Alter entwickeln wir Unbeweglichkeit, Abhängigkeit, Unfähigkeit, etwas zu meistern – es kann eine Geduldsprobe sein, in der Kassenschlange hinter einem alten Herrn zu stehen, der Minuten braucht, um einen Pfennigbetrag aus dem Beutel zu kramen, oder am Fahrkartenschalter zu warten, weil eine alte Dame mehrmals hintereinander dieselbe Frage stellt.

In diesem Umgang Erwachsener steckt viel von der frühen Konkurrenz des Kleinkindes mit dem Baby, des Zweitklässlers mit dem Erstklässler. Hier ging es immer darum, schneller zu sein, beweglicher, etwas selbst zu machen, anderen zu zeigen, dass man mehr wusste, etwas besser konnte.

Das Alter bietet die Möglichkeit zu erkennen, wie schwach und kindlich ein Selbstbewusstsein ist, das sich immer noch beweisen muss. Sobald wir eine Ebene erreichen, in der dieses Bedürfnis schwindet, sich etwas zu beweisen, etwas festzuhalten, vermindert sich auch die Altersangst. Denn nur, wo festgehalten wird, kann Überlegenheit dokumentiert werden; wo nicht festgehalten wird, fallen alle Blätter in ihrem Tempo vom Baum, und es kreischt nicht das eine zum anderen: Ich bin schneller als du.

Seit der Buchdruck erfunden wurde, ist eine Erfahrung verloren gegangen, die den biologischen Altersprozess veranschaulicht: Buchstaben und Wörter sind, sooft der Druck wiederholt wird, immer dieselben. Vorher wurden Bücher von Kopisten abgeschrieben. Solange das in Manufakturen geschah wie im antiken Rom, wo sich alle Schreiber an eine Vorlage hielten, waren die Fehler gering. Später aber wurden die Texte viel seltener und meist von Mönchen abgeschrieben, welche die Sprache nicht sicher beherrschten, in der sie verfasst worden waren. So häuften sich mit jeder Abschrift die Fehler. Vielen dieser Fehler wurde ein neuer Sinn unterlegt, und man kann sich vorstellen, wie der am häufigsten abgeschriebene Text schließlich ganz neue Bedeutungen gewinnt oder ein Leser weite Teile überschlägt, weil sie ihm zu wirr erscheinen. Diese Fehler beim Kopieren gelten auch als die letzte, nicht mehr auflösbare Ursache des Alters. Das dynamische System des Organismus reagiert auf solche Fehler und ersetzt beispielsweise, wenn die Muskelzellen sich nicht mehr so flink teilen, dass ihr Bestand konstant bleibt, einen Teil dieser Masse durch Fettzellen, die auch nützlich sein können, aber zur Kraftlosigkeit des Ganzen beitragen.

Als es sich als notwendig erwies, Organismen mit dauerhaften Erinnerungen auszurüsten, wurde ein Teil des biologischen Gedächtnisses jeder Zelle umgewandelt. Unser Langzeitgedächtnis funktioniert vermutlich ähnlich wie die Überlieferung der Erbinformation; es werden spezifisch veränderte Proteinmuster immer wieder kopiert. Daher können Vorstellungen zu wirklichen Ereignissen werden. Viel häufiger aber werden Erlebnisse zu nichts, verschwinden einfach. Da ist eine Person, der ich durchaus glaube, dass wir uns kennen, die Beweise dafür anführt, mir aber ist sie fremd, als sei sie mir nie begegnet. Auch in solchen Szenen spiegeln sich Triumph und Niederlage; jugendlich ist, wer die Augen des Luchses mit dem Gedächtnis des Elefanten verknüpft, und viele, die weder Luchs sind noch Elefant, sind doch zu stolz, das zuzugeben, und reimen fleißig mit – «Jaja, damals, genau, ich erinnere mich, wir haben ein sehr interessantes Gespräch geführt, aber jetzt muss ich leider gehen, vielleicht trifft man sich wieder einmal …» – und gehen weiter, beschämt über die eigene Konfabulation. Wie gut, dass wir auch sie bald vergessen.

Manches spricht dafür, dass die Qualität der Vorlagen, die unser Gedächtnis kopieren soll, im Lauf der Zeit immer schlechter wird. Das passt in das Modell der Abschreiber, die nicht genau verstehen, was sie da abschreiben, und die besser arbeiten, wenn sie noch jung und motiviert sind, während sie im Alter nachlässig werden. So sind die Vorlagen, die in der Kindheit und Jugend gefertigt werden, noch stark und klar, während andere, in jüngster Zeit gemachte, wie mit schlechter Tinte auf zerknülltes Papier geschrieben sind. Ungern macht sich dann der Kopist an die Arbeit, und das Ich-Bewusstsein blättert selbst lieber zurück in Zeiten, in denen alles noch verständlich und eindrucksvoll war.

13 Tom Sawyer als Buddha

In dem Kampf zwischen Altersangst und Lebensmut, den wir im 8. Kapitel beschrieben haben, spielt der Tod die Rolle des unabhängigen und schwer einzuschätzenden Bündnispartners. Wem es gelingt, ihn auf seine Seite zu ziehen, der gewinnt für diesmal das Treffen. Wie immer, wenn es um innere Kämpfe geht, spielt sich die Auseinandersetzung in der Phantasie ab. Wir sollten deren Macht nicht unterschätzen; unsere Phantasie entscheidet sehr oft, ob wir uns elend oder glücklich fühlen, ob wir einen Schmerz belanglos oder unerträglich finden, ob uns eine Angst beflügelt oder lähmt.

Es geht also um unsere Phantasie vom Tod und von seiner Rolle in unserem Leben. Die Realität des Todes besiegt beides: den Lebensmut wie die Altersangst.

Wenn heute von Gurus gelehrt wird, durch Übungen der Meditation dieses Nichts des Todes vorwegzunehmen, erinnert mich das an eine Stelle aus der Geschichte von Mark Twain über Tom Sawyer und Huckleberry Finn. Tom ist von seiner Tante, die mit der schwierigen Aufgabe betraut ist, ihn zu erziehen, an einem schönen Sommertag verpflichtet worden, den Gartenzaun zu streichen.

Andere würden sich zähneknirschend und hastig dieser Aufgabe unterziehen, um danach endlich ihre freie Zeit zu haben. Tom aber beschließt, aus dem Zwang Freiheit zu machen. Das kann er den Freunden, die vorbeikommen und ihn erst einmal höhnisch bemitleiden, so überzeugend vermitteln, dass sie am Ende nicht nur für ihn den Zaun streichen, sondern darum betteln und ihn nach ihren Möglichkeiten auch dafür belohnen, dass er sie das tun lässt. Statt ohne ihn schwimmen zu gehen, streichen sie jetzt für ihn. Tom ist durch seine erzwungene Aufgabe nicht gefangen, während sie frei sind, sondern er befreit sich von seinem Zwang, den er ihnen als sinnvolle Erlösung von ihrer sinnlosen Freiheit preist.

Hier hat Mark Twain das Prinzip der Religionsstiftung erfasst: Es gilt, ein bevorstehendes Ereignis, das wir nicht verändern können und ohnedies hinter uns bringen müssen, in etwas umzumünzen, das wir nur dann erhalten werden, wenn wir uns besonders anstrengen und dem Propheten, der uns diese (Er-)Lösung verspricht, Gesellschaft leisten.

Indem die schlichte Übermacht des Todes ausgeschmückt wird – etwa durch Phantasien von einer Wiedergeburt oder einem Weiterleben in Höllen oder Paradiesen –, kann das Nichts zu etwas höchst Begehrenswertem werden, das wir uns mühsam erringen sollen. So sitzen in der Zen-Meditation kräftige Erwachsene viele Stunden in völliger Stille und bemühen sich, den Tod vorwegzunehmen, in dem das Erlöschen der geistigen Tätigkeit billig zu haben ist.

Ablenkung wird in unserer Leistungsgesellschaft gerne verteufelt, weil sie das Wesentliche nicht erreicht, sondern Zeit auf Unwesentliches, nicht Zielführendes wendet. Aber diese verachtete Ablenkung ist das Beste, was wir angesichts unserer Ängste und Schmerzen leisten können. Religionen sind für den Skeptiker große, von vielen Menschen und ehrwürdigen Traditionen gestützte Systeme der Ablenkung. Als solche dürfen wir sie weder unter- noch überschätzen.

Die Versuche, einen prophetischen Einfall, einen religionsstiftenden Impuls zu bewahren, ihn durch Priesterkaste und heiliges Buch vor dem Verfall zu schützen, leiten diesen Verfall ein. So müssen zwangsläufig immer neue Inkarnationen von Jesus oder Franziskus gegen Großinquisitoren oder Päpste auftreten. So werden die unpersönlich gewordenen Religionen immer wieder aus der einen Erstarrung gerissen, um alsbald in die nächste zu verfallen – denn schon zwei Generationen nach der Gründung des Franziskaner-Ordens gab es erbitterte Fehden darüber, ob die Klöster ihren angesammelten Reichtum in prunkvollen Bauten zeigen oder ihn mit den Armen teilen sollten, wie es der Ordensgründer (vielleicht) gemeint hatte.

Vielleicht ist es der tiefere Sinn der Zen-Übungen, ertragen zu lernen, dass die Erleuchtung nicht kommt. Satori ist etwas für Kinder. Die Meister wissen längst, dass sie nicht erleuchteter sind als die Novizen. Sie sind aber bereit, mit diesem Mangel an Erfolg, an Durchbruch, an Sicherheit und Kontrolle über die eigene Existenz, kurz: mit diesem Scheitern im Streben nach Macht über das Geheimnis – zu leben.

Uns ängstigt der Tod vor allem deshalb, weil wir mit ihm den Verlust von Liebesbeziehungen verbinden. Wir verlieren Menschen, die wir nicht zurückgewinnen können. Wir versuchen, diese Verluste dadurch auszugleichen, dass wir Erinnerungen an unsere verlorenen Lieben pflegen.

Wir fürchten uns vor dem Schmerz dieser Verluste. Diese Empfindungen knüpfen sich an den Tod. Er trifft nicht nur unsere Feinde, um die es uns nicht schade ist, sondern auch unsere Freunde, in denen immer ein Stück von uns selbst mitstirbt. Und wenn wir nicht mehr da sind, dann ist doch unsere Phantasie in der Zeit vorausgeeilt. Sie hat nach unseren Freunden, nach unseren Partnern oder

Kindern gesucht und sich probehalber mit ihnen identifiziert. Wie wird es ihnen gehen, wenn wir nicht mehr da sind? Schlecht! So geht es auch uns schlecht. Es kränkt uns, dass sie durch unseren Tod so leiden werden wie wir durch den ihren.

14 Die Todesangst

Zum Leben gehört die Abwesenheit des Todes. Dieser Satz gilt vermutlich für alle Organismen, die wir kennen. Nur der erwachsene Mensch macht hier eine Ausnahme. Für ihn ist der Tod seelisch gegenwärtig, er kann ihn sich vorstellen, und er fürchtet sich vor ihm.

Für niedere Wirbeltiere spielen weder Trennung noch Tod eine Rolle, da sie sich gar nicht binden. Sie erkennen sich nicht individuell, es kann geschehen, dass der Raubfisch seinesgleichen – im Extremfall die eigene Brut – verzehrt. Höhere Säugetiere – unter anderen sind Schimpansen, Gorillas und Elefanten in dieser Hinsicht erforscht worden – reagieren intensiv auf den Tod von Artgenossen. Sie behandeln sie eine Weile wie Schlafende, versuchen, sie zu wecken, und erkennen schließlich die Fruchtlosigkeit ihrer Anstrengungen. Damit erlischt ihr Interesse oder macht anderen Instinkten Platz – wenn das Baby einer Leopardenmutter stirbt, wird sie erst versuchen, es durch Stupsen mit Schnauze und Pfote aufzuwecken; misslingt das, kann es geschehen, dass sie es nach einiger Zeit auffrisst.

Der Lebende ist Gefahr oder Gefährte, der Tote Beute, der eigene Tod wird erlitten, aber nicht imaginiert. Für die seelische Vergegenwärtigung des Todes beim Menschen ist der Selbstmord ein wichtiges Signal. Nur der Mensch vollzieht ihn. Das kann bereits im späten Kindesalter geschehen und ist ein wenig beachtetes Zeichen der seelischen Reifung. Wir sind geneigt, den Selbstmörder zu entmündigen, aber wenn wir ihn ernsthaft betrachten, müssen wir zugestehen, dass seine Tat eine Erkenntnis ausdrückt, zu der weniger einsichtige Wesen nicht imstande sind.

Der Selbstmord zeigt an, dass jemand die Verantwortung für sein Leben in die eigenen Hände nimmt und den Entschluss fasst, es zu beenden. Je weniger wir die Gründe für diese Entscheidung nachvollziehen können, desto mehr Schrecken jagt sie uns ein. Wenn eine Zwölfjährige mit ihrer besten Freundin von einem Hochhausbalkon springt, richtet sich ein Vorwurf an die Eltern. Was haben sie versäumt oder getan, um ihr Kind so wenig an das Leben zu binden? Eine Antwort ist schwer zu finden. Viel leichter zu durchschauen ist die Oberflächlichkeit solcher Fragen. Denn die Tat des «Kindes» zeigt doch deutlich, dass es sich selbst aus der Kindheit entlassen hat. Eltern können uns ein unbewusstes Leben aufzwingen; jeder aber hat das Anrecht auf seinen eigenen Tod.

Bereits in der Antike hat sich jenes spielerische Vernunftargument gegen die Todesangst ausgebildet, das Epikur zugeschrieben wird: Wo der Tod ist, bin ich nicht mehr; wo ich noch bin, ist der Tod nicht. Weshalb sich vor etwas fürchten, das mir gar nicht begegnen kann? Es wurde schon erwähnt, dass diese rationalistische Perspektive verkennt, wie sehr wir mit dem Tod unserer Lieben selbst stückweise sterben. Sie übersieht auch, dass der Tod vor allem ein Zeichen ist – für Endlichkeit, für Grenze, für etwas, das nicht wieder gut wird, das nicht mehr heilt. Damit wird jede schwere Erkrankung ein Ringen zwischen Leben und Tod.

Diese Metaphorik ist in der Moderne enorm verstärkt worden, weil wir immer bessere Möglichkeiten der Diagnostik und der operativen Therapie haben. Der früher oft unbewusst im Dunkel des Körperinneren verlaufende Kampf zwischen Leben und Tod, zum Beispiel bei einem

Gefäßverschluss, einer Blutvergiftung oder einem Tumor, wird unbarmherzig bewusst gemacht. Wenn der Tumor «operabel» ist, hat das Leben mit Hilfe des Chirurgen gewonnen; ist er es nicht, siegt der Tod, die Maßnahmen sind dann palliativ, beschwichtigend, stützend. Besonders drastisch ist diese Dynamik bei den «brandigen» Gliedmaßen. Die am lebenden Körper «tote» Zehe, der tote Fuß, das tote Bein muss amputiert werden, um den Rest des Körpers am Leben zu erhalten. Deshalb kann Epikurs Argument das moderne Bewusstsein nicht mehr beruhigen. Der Tod ist für uns im Leben da, wir lassen, unsere Angst mehr oder weniger gut beherrschend, den Arzt in unserem Leib nach ihm suchen. Zeigt die Mammographie einen Schatten? Verrät verborgenes Blut den Tumor im Darm? Sind die Zellen des Abstrichs verdächtig? Wir sind ein Mosaik aus Leben und Tod, und wir wissen genau, dass irgendwann der Widerstand der farbigen Splitter gegen die Düsternis erlischt. Sie wird alle aufzehren, einen nach dem anderen, bis keiner mehr übrig ist.

Ein Arzt: «Früher konnte es mir so schlecht gehen, wie es wollte – wenn ich einen Tag bei schönem Wetter in die Berge zum Skifahren konnte, dann ging es mir gut. Das ist jetzt einfach vorbei. Es bringt mir nichts mehr. Ich fahre noch fast so gut wie früher, es liegt nicht daran, dass die Knochen schmerzen. Es ist einfach nicht mehr so, dass ich alles vergessen kann – ich kann nicht vergessen, dass so viel vorbei ist, und dann ist auch die Freude am Schnee und an der Sonne vorbei. Angefangen – wann hat es angefangen? Vielleicht, als ich merkte, welche Hexe meine zweite Frau ist. Es ging nur noch um die Frage: Zerstört sie mich, oder entkomme ich? Und als ich das bemerkte, habe ich meine Freundin kennen gelernt und mich endlich trennen können. Inzwischen gab es den Bruch mit dieser Freundin, ich dachte, es ist alles aus, aber es ging dann doch weiter. Vor drei Jahren ist meine Mutter gestorben, 91 Jahre, das ist nicht schlimm. Ein Jahr später meine jüngere Schwester an Brustkrebs, das war sehr schlimm. Die Praxis hat nach der Gesundheitsreform plötzlich Verluste gemacht. – Ich habe nur noch die Hälfte von dem bekommen, was ich früher verdiente, da musste ich das Haus aufgeben und in eine kleine Wohnung über der Praxis ziehen.»

Aus diesen Worten eines Sechzigjährigen spricht eine Depression. Ergibt sie sich allein daraus, dass wir mit dem Älterwerden auch Unheilerinnerungen sammeln? Das wäre ein voreiliger Schluss. Die Therapie zeigte, dass die Depression mit frühen Verletzungen durch einen cholerischen Vater zusammenhing, der die Mutter tyrannisierte und den Sohn unbarmherzig schlug, sodass dieser den frühen Tod des Jähzornigen als Erleichterung empfand. In seinen Frauenbeziehungen scheiterte er an einer Gegenidentifizierung. Er tat alles, um seine Partnerinnen zu bestätigen und zu befriedigen, er konnte sich nicht wehren und keine Aggression zeigen. Aber wenn sie ihn enttäuschten, verlor er jede Zuneigung und zog sich vollständig zurück. Allmählich lernte er, mehr auf seine eigenen Wünsche zu achten und sich so früh abzugrenzen und auseinander zu setzen, dass er Konflikte mit seiner Partnerin nicht mehr durch Rückzug und Entwertung der Beziehung beantwortete. Parallel dazu verloren auch die deprimierenden Erinnerungen an Kraft. Er wusste zwar, wie sehr ihm vor allem der Tod seiner Schwester zugesetzt hatte, aber er hatte seine Lebensfreude zurückgewonnen.

Dem Jugendlichen, dem Erwachsenen mit vitalen Eltern liegt der Gedanke an den Tod der nahe stehenden Personen fern. Sie erleben sich als geschützt. In den modernen Gesellschaften mit ihrer hohen Lebenserwartung begegnen die meisten von uns der eigenen Karrieregrenze gleichzeitig mit der wachsenden Hinfälligkeit ihrer Eltern. In einer Zeit, in der die Ruhebedürfnisse wachsen und die Kränkung zu verarbeiten ist, dass wir den Zenit möglicher Leistungen und Erfolge bereits durchschritten haben, stoßen wir plötzlich auf eine neue Aufgabe. Durch den Tod der Eltern verlieren wir Schutz, aber er kann uns auch befreien. Elterngebundene Kinder packen jetzt Dinge an, die sie sich bisher nie zugetraut haben, sie heiraten, wechseln den Beruf, machen eine Fernreise, erlernen einen Sport, hören auf zu rauchen oder zu trinken, nehmen ab. Diese längst Erwachsenen, die schon eigene Kinder großgezogen haben, vielleicht bereits einen Enkel begrüßten, erkennen plötzlich, dass es Bereiche in ihnen gibt, die erst jetzt reifen und sich entfalten.

15 Erotik im Alter

Unter den Gegenspielern der Angst haben wir die Lust genannt. Die Phantasie, dass sie schwinden wird, ist vielleicht die wichtigste Angstquelle. In den unbewussten Gleichungen, die unsere Stimmung prägen, sind Leben, Eros, Jugend und Lust ebenso verknüpft wie Tod, Kastration, Alter und Angst.

Wodurch können erotische Qualitäten und die mit ihnen verknüpfte Angstminderung im Alter erhalten werden? Zunächst eine Erzählung.

Sie hatte von Liebenden gelesen, die geschlossenen Auges seufzend den Geliebten verrieten, indem sie sich einen ganz anderen Mann vorstellten als den, der sie eben umarmte. War das wirklich Verrat? Wenn sie an junge Männer dachte, dann war das eher eine Beschwörung. Sie träumte von Szenen, die sie stärker erregten als er, und träumte darin doch auch von ihm. Hinter diesen Träumen war doch wieder er. Sie machte diese Bilder für ihn. Was geschah denn, wenn eine Frau und ein Mann über viele Jahre hin verbunden waren, wenn sie mit fast derselben Häufigkeit, mit der es Tag wird oder Nacht, sich umarmten und ineinander glitten und sich vermischten? Es war ein Hafen in einer zersplitterten Welt. Es geschah etwas, was auch eine Zweifelnde so erleben konnte, als ob Fleisch seinen materiellen Charakter einbüßen und sich vergeistigen könnte.

Das klang betulich und durfte eigentlich nur als Zitat oder Metapher stehen bleiben. An Geister- und Seelenwan-

derungen, Nach-Todes-Paradiese und anderen Ewigkeitsschnickschnack glaubte sie nicht. Aber wenn es töricht war, Astralleiber zu sehen und wandernde Seelen, dann wäre es auch töricht gewesen, Veränderungen zu leugnen, welche die sexuellen Erlebnisse durchgemacht hatten. Ihr Begehren hatte viel von seinem Triebhaften eingebüßt. Es gab vor allem diese gegenseitige Anziehung, das vielmals Wiederholte hatte eine eigene Kraft gewonnen und war geworden, was sie zuvor nicht gekannt hatte, etwas wie die schwere Schwungscheibe zwischen Motor und Rad.

Ihre Selbstbefriedigung hatte viel an Intensität verloren, war Notbehelf geworden, Schlafmittel an einsamen Hotelabenden, nichts sonst, nicht mehr. Wenn sie da an früher dachte, als diese Erfahrungen lebhaft und leuchtend waren, nur durch Religionsunterricht und Beichtdrill ihrer katholischen Heimat an den Rändern verdüstert! Damals war die selbst gewonnene Lust klar und fassbar. Verglichen mit ihr schienen die Sehnsüchte nach einem anderen Körper blass.

Dann war dieser andere Körper gekommen, aber er bedeutete doch lange Zeit mehr Verpflichtung und Druck und heimliche Angst vor einem großen Versagen, er war auch nicht eindeutig der eines Partners, sondern etwas, das erst erprobt wurde und gehalten wie ein Reptil, das man doch fortwerfen will, ehe es beißt. Das Beglückende an der Lust war nicht die Lust, sondern die Erleichterung, dass sie wieder einmal erreicht, die Nichtfrigidität bewiesen war.

Es war gut, nicht allein zu sein mit dem alternden Körper. Wenn eine Melodie von zwei Instrumenten getragen wird, bleibt sie länger und nachdrücklicher hörbar, wenn jedes dieser Instrumente davon bedroht ist, brüchig zu spielen oder auszusetzen. Es kann zur gemeinsamen Stimme zurückfinden, wenn das zweite unbeirrt den einmal eingeschlagenen

Weg weiterverfolgt hat. Was sie für diese gemeinsame Liebe taten, glich der Instandhaltung eines Gebäudes. Hier wurde ein zerbrochener Ziegel ersetzt, dort ein Schaden im Verputz ausgebessert, es fiel so wenig auf wie der Hauswart, der mit dem Ölkännchen herumwandert und Türscharniere oder Schlösser instand hält. Was er tut, wird kaum beachtet; unterlässt er es jedoch, dringen bald Kälte und Regen ein, verderben in wenigen Tagen, was in vielen Jahren aufgebaut worden ist.

Es gefiel ihr, sich zärtliche Gesten, die auch Falten oder Speckwülste in den Bannkreis der Erotik zogen, als etwas vorzustellen wie das Reinigen einer verstopften Dachrinne, das Zurückschneiden von Efeu, der über die Fenster wuchert, oder die Pflege der Kletterrosen. Jede Wiederholung gab der nächsten ein wenig Kraft und Mut und fügte etwas zur körperlichen Bindung, was diese davor bewahrte zu verkümmern.

Alles konnte vergessen werden in der Liebe, denn macht es wahrhaft einen Unterschied, die erste oder zweite nach der hundertsten, tausendsten Wiederholung zu beachten? Sie wollte sich keine Illusionen machen und widerstand der Versuchung, die Haare zurückzufärben in eine inzwischen falsche und doch ihrem Gefühl nach nur allzu gut erhaltene, alterslose Zeit, die sie jetzt «Jugend» nannte. Es wäre treffender gewesen, sie die Zeit der Gewissheiten zu nennen.

Viel von dem, was einst selbstverständlich war, schien es immer noch. Aber sie wurde den Eindruck nicht los (und dieser war wohl die entscheidende Veränderung), dass es jederzeit vorbei sein könnte. In glücklicheren Augenblicken, wie sie erntet, wer geduldig genug die unglücklichen übersteht, war sie heimisch und ganz zufrieden in diesem faltigeren und schlafferen Körper, er war stärker durchdrungen von ihren

Gedanken und ihrem Leben, alles klang vertraut und fand sich leicht, wenn sie sich umarmten, wie ein Streichinstrument, das doch auch die Jahre nicht schlechter machen, sondern reiner und klarer stimmen.

Sie stürzte nicht mehr bergauf dem Orgasmus entgegen, spannte sich nicht so weit, dass die Entladung unausweichlich wurde, nur noch mit dem Ächzen überlasteter Hemmungen zurückgehalten. Sie wandelte durch eine längst gezähmte und doch natürlich wirkende Landschaft, wo die Sümpfe angelegt und die Ruinen entworfen waren, im Urwald die Ruhebank stand, durch Schatten und Licht, an Wasserfällen vorbei, zu ihrem vertrauten Ziel, von dem sie doch immer vergessen hatte, wie es sich nun genau anfühlte. Nahe genug war es bald, der Zwang, es zu erreichen, war aber geschwunden, ihre Liebe war ohne viel Umstände, mit kleinen glücklichen Seufzern, durchseelt, als zöge eine magnetische Kraft das Blut zu den Orten, an denen sie einander begegneten.

Je älter sie wurde, desto empfindlicher war sie für den Wechsel der Jahreszeiten geworden. Sie meinte fast, das Knarren eines großen Rades zu hören, das sich nach seinem eisigen Tiefpunkt wieder aufwärts drehte. Als Kind schien ihr schon die Spanne zum nächsten Sonntag unermesslich, jetzt, da die Zeit so viel rascher kam und ging, fingen sich in den größer gewordenen Maschen die Jahre, sie rollten durch ihr Leben. Die zwölf Speichen, mit den Symbolen der Sternzeichen geschmückt, zogen an ihr vorbei, verschieden gekleidete Gestalten, das Wunder war nun nicht mehr, wie unermesslich sich die Zeit dehnte, sondern wie verlässlich nach dem Frost der Frühling kam. Unmerklich wuchs auch die Trauer, dass beide großen Jahreszeiten, der Sommer und der Winter, so rasch vergingen und weiterwanderten. Die Weinranken hatten doch eben noch in ersten Windungen die Drähte erklommen, und jetzt waren sie abgeerntet, nur noch abgerissene Greifstängel erinnerten an die erreichte Höhe.

Die Erotik hatte ein anderes Gesetz, sie war immer unvollendet und konnte gerade in ihren tiefsten Erregungen an keine Kindheitserlebnisse anknüpfen, die ihr Halt gegeben hätten. Sie war etwas wie das Erbe der Kindheit, eine Entschädigung für den Verlust an Intensität. Dieser Gewinn stand jedoch immer infrage, und je mehr lustvolle Erinnerungen sie hätte speichern können, desto weniger Halt fand sie an ihnen und fürchtete sich deutlicher vor dem endgültigen Verlust, wie jemand, der viel Mühe darauf verwendet hat, seine kostbarsten Augenblicke in Bildern festzuhalten, sich davor fürchtet, den Zugang zu seinem Museum nicht mehr zu finden, in dem er die vagen Schemen in seinem Gedächtnis auffrischen und beleben kann.

So schien ihr das Alter ohne besondere Qualität, ohne eigene Würde, ohne ein Gewicht, das hinzukommt, das war doch ein Gedanke von Kindern. Wo sind Alte so schön und ehrwürdig wie in Kinderträumen? Das Alter war für sie gerade durch die Abwesenheit aller besonderen Merkmale und Eindrücke gekennzeichnet, durch eine Abschwächung und Entwertung aller neuen Spuren durch die bereits getretenen und gebahnten, durch die verborgene oder offene Überzeugung, dass alles Wiederholung ist und an etwas gemessen werden muss, das einmal eindrucksvoller gewesen, bunter, bewegender. Und doch war gerade in diesem Überblick, den die Möglichkeit zur Rückschau gibt, auch etwas Neues, eine Ruhe und Zuversicht, vielleicht nicht Weisheit – dieses abgeschmackte Wort –, sondern Respekt vor etwas, das über das bloße Bescheidwissen hinausging.

Sie spürte jetzt oft, wie wenig Gerechtigkeit das eigne klare und starke Gefühl enthalten kann, im Recht zu sein und sich um jeden Preis durchsetzen zu dürfen. Sie konnte verzeihen, was ihr einst unverzeihlich schien. Sie ertrug die Hinfälligkeit ihres Wissens und die Grenzen ihrer Voraussicht. Sie erkannte, dass ihre Weisheit zur Not gerade groß genug war, um die größere des Kindes, des Narren oder der Pflanze zu erkennen, dass sie aber auch gerufen war, mit ihren begrenzten und leise gewordenen Mitteln das Kind, den Narren und die Pflanze zu schützen und zu bewahren, denn ihnen fehlte doch jedes Bewusstsein für die Wunder, die sie in sich trugen.

Die Erotik im Alter ist eine Kulturleistung. Solche Leistungen gelingen, wo eine Vision herrscht, wie ein mittlerer Zustand erhalten werden kann. Den Beteiligten ist klar, dass die Entwertung des Unvollkommenen nicht zur Perfektion, sondern zur Zerstörung des Möglichen führt. Wer einen Garten pflegen will, muss anderes leisten als jemand, der eine Wildnis rodet. Es geht nicht dramatisch vorwärts. Daher droht die Gefahr, entweder den Erhalt eines guten Zustands zu entwerten, weil keine grandiosen Ziele sichtbar werden, oder im Gefühl des Erreichten träge und gleichgültig zu werden. Kleine Mängel können ohne viel Mühe behoben werden. Kümmert sich aber niemand um sie, wird es schnell zu großen Schäden kommen.

Diese Achtsamkeit für den Alltag lässt sich in stabilen (sexuellen) Beziehungen beobachten. Diese Paare kooperieren und tauschen sich aus; sie versuchen, sich gegenseitig zu bestätigen, und gehen mit Kritik vorsichtig um. Gutes Gelingen wird gefeiert, weniger gelungene Varianten werden übergangen, es sei denn, es gibt eine Möglichkeit, aus ihnen zu lernen. Viele angeblich erotisch «erfolgreichen» Männer und Frauen sind Eroberer. Es fällt ihnen leicht, neue Partner zu gewinnen. Sie bemerken anfangs nicht, wie wenig sie in der Lage sind, bestehende Beziehungen zu kultivieren. Don Giovanni fährt zur Hölle; Casanova verzehrt im Alter einsam sein Gnadenbrot als Bibliothekar. Hugh Hefner, Begründer der *Playboy*-Ideologie, rühmt sich in einem Interview, als Dreiundsiebzigjähriger mit sieben Blondinen zusammenzuleben und dank täglichem Viagra-Genuss immer noch den Adrenalinschub einer Eroberung zu empfinden, der seiner Meinung nach für Erotik unverzichtbar ist.*

Wir sollten hellhörig werden, wenn jemand die These vertritt, dass die sexuelle Attraktivität doch immer nach ein, zwei Monaten nachlasse. Solche Positionen drücken aus, dass Erotik nicht als Kulturaufgabe, sondern als Ausdruck von Selbstbestätigung und Eroberung erlebt wird.** Erobertes zu erobern ermüdet. Eroberungen zu kultivieren, das ist eine unendliche und unendlich lohnende Aufgabe, die noch nach Jahrzehnten Früchte tragen kann, wie der *Cereus peruvianus*, der nach zwanzig Jahren sorgsamer Pflege zum ersten Mal blüht.*** In gut eingespielten, einander gut pflegenden Liebespaaren nimmt die Intensität des Erlebens nicht ab. Sie steigt auch nicht. In Wahrheit ist es diesen Paaren gleichgültig, was war und was sein wird: Der Akt, mit dem sie beschäftigt sind, ist der einzige, der zählt; er muss nichts beweisen und nichts widerlegen.

Dabei spielen Phantasien eine wichtige Rolle. Die Part-

* Magazin der «Süddeutschen Zeitung», 30. März 2001

** Tatsächlich gibt Hefner in dem erwähnten Interview auch zu, seine Ehe sei weitgehend asexuell verlaufen.

*** Bei dieser Pflanze handelt sich um einen Säulenkaktus, den man in den meisten botanischen Gärten findet. Die Szene, auf die ich anspiele, beschreibt Adalbert Stifter im «Nachsommer».

ner begehren nicht nur die reale Person, sondern ebenso ihr Bild im eigenen Inneren. Die in diesem Bild gespeicherten Erfahrungen gewinnen eine eigenartige Kraft; nicht selten berichten solche Paare (wie auch die Erzählerin), dass jeder von ihnen durch Selbstbefriedigung längst nicht mehr so schnell wie früher zum Orgasmus kommt, sie aber zusammen mühelos einen Höhepunkt erreichen.

Die Faszination der Erotik im Alter liegt in dieser Ergänzungsreihe. Während den von sexuellen Idealen getriebenen und angespannten Jugendlichen die Last schier erdrückt, seine Qualitäten als Liebhaber zu beweisen, haben Liebende, die zusammen alt werden, unendliche Möglichkeiten, sich wirklich nahe zu kommen und sich auch in ihren Schwächen, in ihren kleinen und großen Perversionen zu verständigen.

Dann erweist sich die erotische Phantasie als unerschöpflich: Jedes Stück, das zugelassen und mit einem Partner geteilt wird, entpuppt sich als Angel, die neue Wünsche aus einer unergründlichen Tiefe zieht und sichtbar macht, die man fördern kann oder verwerfen, beides aber voller Achtung vor der Quelle dieser Wünsche.

Der Destabilisierungsprozess, der einander heiß begehrende Partner in Monats- oder Jahresfrist entsexualisieren kann, hängt damit zusammen, dass hier eine unbewusste Entwertung der Sexualität durch eine bewusste Idealisierung kompensiert wird. Die Liebe der schnell Enttäuschten ist so kostbar, so hehr, dass sie nur unter absolut hoch stehenden Bedingungen befriedigt werden kann. Die Liebenden selbst halten sich für so leidenschaftlich und anspruchsvoll, dass sie keine Kompromisse kennen. In Wahrheit ist ihr erotisches Selbstgefühl so labil, dass sie nach der perfekten, idealen Bestätigung hungern und sich nicht darauf einlassen können, dass Eros selbst der große Binder und Löser ist, nicht ihr Urteil über «gute» Beziehungen und «richtige» Partner.

Irdische Liebe schöpft ihre Kraft daraus, dass sie sich wie eine Blume aus jedem Schmutz erheben kann; ideale Liebe gedeiht nur unter genau kontrollierten, von jedem Flecken befreiten Bedingungen. Das heißt auch: Sie gedeiht oft genug nicht.

16 Ringen mit dem Chaos – Professionalität in der Altenpflege*

Er wolle Supervision in dem Altenheim einführen, das er unter der Trägerschaft eines großen gemeinnützigen Verbandes in einer bayerischen Mittelstadt leitete. Mit diesem Vorschlag hatte sich der Heimleiter an den Berater gewandt. Als dieser zu dem verabredeten Termin kam, schauten ihn rund dreißig Augenpaare an. Alle warteten, was er denn Gutes mitgebracht habe, denn so hatte der Leiter den Mitarbeitern die Supervision angekündigt: Sie sei etwas, das gut tue. Der Supervisor sagte, dass er das Angebot machen könne, gemeinsam über die Probleme zu diskutieren, die sich in der Arbeit mit den alten Menschen oder auch in der Zusammenarbeit ergäben. Das Erwartungsschweigen vertiefte sich, und ein vierschrötiger, wohlgenährter Pfleger sagte, ob er erklären könne, was es denn bringe, über die Probleme zu reden. Allen sei doch hier klar, dass sie zu viel zu tun hätten, und er finde es angesichts der vielen Arbeit verschwendete Zeit, über Probleme zu reden. Vom Reden werde kein Bewohner gewaschen oder gefüttert.

Dem Supervisor schien das Projekt des neuen Heimleiters unausgegoren, und obwohl sich Stimmen meldeten, die sagten, es werde doch viel zu wenig miteinander geredet und viel zu viel geklatscht, zögerte er sehr, den Auftrag anzunehmen. Schließlich entschloss er sich, aus der allzu

* Diese Fallgeschichte verarbeitet Berichte von Supervisoren, mit denen der Autor gearbeitet hat. Sie ist fiktiv.

großen und unübersichtlichen Gruppe zwei kleinere zu machen, und vereinbarte mit jeder dieser Gruppen fünf Probetermine.

Nächste Woche rief ihn der Heimleiter an und wollte einen eigenen Termin, um über seine Probleme zu sprechen.

Der Supervisor zögerte. War er nun der mögliche Vertraute der Mitarbeiter oder der Gehilfe des Leiters? Er müsse diese Veränderung des Projekts mit den Gruppen diskutieren und ihr Einverständnis einholen. Das war dem Heimleiter ganz recht, und die Gruppen hatten natürlich nichts dagegen, dass auch der Leiter mit dem Supervisor Gespräche hatte, und im Grunde hätte es sich der Supervisor denken können. Es gab keine Interessengegensätze, der Leiter tat doch alles, was er tun konnte für seine Mitarbeiter. Er hatte sie, als er noch Stellvertreter der früheren Leitung war, immer vor dieser verrückten Tyrannin beschützt. Diese «alte Leitung», wie es in den Gruppen hieß, war das Lieblingsthema, und wenn der Supervisor zögernd fragte, ob es nicht gegenwärtigere Probleme gebe, erntete er betretenes Schweigen, aus dem dann doch bald die nächste Geschichte erwuchs, was die alte Leitung an Verwirrungen gestiftet und an Lasten hinterlassen habe.

Ein ähnliches Bild ergab sich für den Supervisor auch in den ersten Einzelgesprächen mit dem Leiter. Dieser schilderte, wie er früher im Schulterschluss mit den meisten Mitarbeiterinnen gegen den verwirrenden, launischen Stil der Leiterin angekämpft habe. Ihm sei es um gute Pflege gegangen. Er sei auch einer der wenigen voll ausgebildeten Krankenpfleger hier, während die alte Leitung und viele der früheren Mitarbeiter nur angelernte Hilfskräfte gewesen seien. Der Träger habe ihn der alten Leitung praktisch aufgezwungen, seine Zeit als Stellvertreter sei hart gewesen. Er sollte die Pflegedienste einteilen, aber die Heimleiterin sagte ihm, er solle die Finger von der Station drei lassen, deren Leiter mit ihm nicht könne. Er war nur die Hälfte seiner Arbeitszeit stellvertretender Leiter, den Rest aber Mitarbeiter in der Station zwei.

Dann, sagte der Supervisor nachdenklich, waren Sie vormittags einer Stationsleiterin unterstellt, die nachmittags Ihnen unterstellt wurde? Der Leiter hatte das noch nie unter diesem Gesichtspunkt betrachtet, aber er musste zugeben, dass man es so sehen konnte. Es sei ihm aber nie aufgefallen, weil er sich hervorragend mit der Stationsleiterin verstanden habe, sie war seine Vertraute, mit ihr tauschte er sich darüber aus, was die Heimleiterin wieder angestellt habe, welches Versagen ihrer Lieblingskinder sie wieder übersehen und entschuldigt habe und wie sie den reichen Bewohnerinnen liebedienerisch begegnete in der Hoffnung, ein Stück vom Erbe abzukriegen, während die armen, bei denen es nichts zu holen gab, von ihr behandelt wurden wie gläserne Würmer: Man sah sie nicht, und wenn man sie sah, war's ein ekelhafter Anblick.

Der Supervisor sah wieder, wie schrecklich es ist, alt zu werden und in ein Heim zu kommen, wo man von den besten Menschen mit den besten Absichten verschaukelt wird. Aber er hatte nun einmal den Auftrag, die verbessernde berufsspezifische Reflexion einzuleiten. Aber wie? Sollte er jetzt eher indirekt bemerken, dass die Rede über eine abgesetzte Leiterin auch den Wunsch ausdrücken könnte, gegenwärtigen Konflikten auszuweichen? Oder sollte er direkter fragen, ob es keine aktuelleren Themen gäbe? Oder sollte er nach einer Metaebene streben und vermuten, dass die hartnäckige Thematisierung der verabschiedeten, sozusagen verstorbenen Leiterin ausdrücke, dass in ihrem Arbeitsfeld doch der Tod, der einem den Schützling raubt, auch die gnädige Lösung aller lästigen Aufgaben ist, welche dieser Schützling mit sich bringt? Das Letztere wäre vielleicht zu weit gegangen und würde die Klientinnen erschrecken, die in aller harten Arbeit und im Ertragen der unweigerlichen Frustrationen doch von tiefen Wünschen erfüllt schienen, nicht für ihre Zeit entlohnt zu werden, sondern für ihren Opfermut geliebt, bewundert, wenigstens anerkannt.

Was den Supervisor mit einer Art ratlosem Mitleid erfüllte, war die Erkenntnis, wie sehr dieses Heim, das etwa hundert alte Menschen in vier Pflegestationen betreute, selbst gealtert war. Begonnen hatte es als Wohnanlage für Rüstige, aber die Bewohner wurden älter und pflegebedürftiger. Die Entwicklung mobiler Pflegedienste führte dazu, dass nur die schwersten Pflegefälle ins Heim kamen. Als der neue Heimleiter den Supervisor ins Haus holte, waren aus den vier Wohngruppen dreieinhalb Pflegestationen geworden; es gab nur noch eine winzige Abteilung, in der sich die Struktur erhalten hatte, die anfangs das ganze Heim prägte.

Es zeigte sich, dass diese Entwicklung vor allem in der einen Gruppe beklagt wurde, in der sich jene Pflegekräfte sammelten, die schon bei der Gründung des Heims hier gearbeitet und sich auf eine Lebenszeitstelle eingerichtet hatten, mit einem Reihenhäuschen, das abbezahlt, und schulpflichtigen Kindern, die versorgt werden mussten. In der zweiten Gruppe war wieder von den bizarren Entscheidungen der alten Leitung die Rede. Es ging um den Mörder. Der Supervisor dachte zuerst, er höre nicht richtig, aber es war tatsächlich von einem Mörder die Rede, einem

Strafgefangenen, der mit einer Bewohnerin in Brieffreundschaft getreten war, die schließlich dazu führte, dass die Bewohnerin unter reger Anteilnahme der alten Leitung den Sträfling geheiratet und seine Entlassung in ein Pflegeheim durchgesetzt hatte – ebenjenes Heim, in dem auch die Häftlingsbraut lebte, die jetzt den für Altenheimverhältnisse noch jugendlichen, etwas über fünfzigjährigen Mörder zu sich nahm. Dieser war schwer zuckerkrank und halb blind, aber immer noch jähzornig und von dem Schrecken lustvoll angetan, den sein Mördertum unter den Pflegenden verbreitete. Schon einmal habe er eine Frau erschlagen, die nicht gespurt habe. Seit die alte Leitung gegangen sei und die erheblich ältere Ehefrau des Mörders im Alzheimer-Vergessen verdämmere, sei es besonders schlimm mit dem kranken, in seinen Drohgebärden noch außerordentlich vitalen Mann. Es gebe Pflegende, die sich weigerten, allein in sein Zimmer zu gehen, und wiederum andere, die behaupteten, dafür sei wirklich keine Zeit, und der Mörder sei es auch nicht wert, von zwei Kräften betreut zu werden, wo doch gutartigere Bewohner seinetwegen vernachlässigt würden.

Kann ich, überlegte der Supervisor, den Mörder zum Exempel machen, um ihnen zu erläutern, wie gespalten ihre Beziehung zu Vitalität und Aktivität ist? Hat es nicht die alte, angeblich verrückte Leitung gut gemeint, wenn sie der verliebten Briefschreiberin den Kontakt zu ihrem Häftling ermöglichte und sie mit dem Auto dorthin brachte? Wäre es nicht überhaupt gut, Pflegeheime und Gefängnisse zu durchmischen, die vom Verfall ihres Körpers Inhaftierten mit denen zusammenzubringen, die wegen der Anpassungslücken ihrer Seele eingesperrt worden waren? Könnten die Pflegenden von den Schließern lernen, wie absurd es ist, von Menschen, denen das Schicksal so viel weggenommen hat, Dankbarkeit und Zuneigung dafür zu erwarten, dass man sie mit dem Notwendigsten versorgt?

Er musste vorsichtig sein. Die Gruppe der «Alten», der von Anfang an im Heim Tätigen, war nach den ersten beiden Sitzungen dramatisch geschrumpft. Der vierschrötige Stationsleiter, der schon anfangs getönt hatte, es habe noch nie etwas genutzt, Probleme zu diskutieren, man müsse sie anpacken, war nicht wiedergekommen. Er hatte fast die Hälfte der Gruppenmitglieder abspenstig gemacht, die nach dem Bericht der verbliebenen sechs behaupteten, sie hätten jetzt Supervision kennen gelernt und könnten – nach zwei Vorgesprächen – auch genau beurteilen, dass jene irren, die glauben, Supervision in der Altenpflege sei von Nutzen; man brauche keine Pflegereden, sondern Pflegehilfen.

Der Supervisor fühlte sich angefressen, aber er konnte schließlich den Braven nicht jene Strafpredigt halten, die er den Weigerern gerne gehalten hätte – von professionellen Standards, Pflegekonzepten, von der Naivität ihrer Ideale und der verborgenen Bosheit ihrer Behauptung, etwas bereits gründlich zu kennen, was sie doch nur mit einem Vorurteil abwehrten. Es war eine Tücke in dem diffus Gütigen des Heimleiters. Warum nur hatte er die Supervision nicht als ernsthafte Arbeit, sondern als Balsam für gestresste Pflegekräfte angekündigt? Was als Balsam wirken soll, stellt nichts infrage und eröffnet keine Perspektiven. Alle pflegten sich in diesem Haus, keiner übernahm Verantwortung. Es gab gar keine Vorstellung, dass es etwas Besonders, Erlernbares war, diesen Betrieb zu führen. Ein guter Pfleger erledigte das nebenbei – ähnlich wie zu den Zeiten, als es in den Hofkapellen keinen Dirigenten gab, der erste Geiger mit dem Bogen ein wenig den Takt und die Einsätze vorgab. Dass es den Dirigenten auszeichnet, andere zum Musizieren zu bringen, ohne ihnen im Zweifelsfall das Instrument aus der Hand zu nehmen und zu zeigen, wer der bessere Musiker ist, hatte sich hier noch nicht herumgesprochen.

Der neue Leiter war der beste Pfleger, alle hatten ihn respektiert und seinen Rat eingeholt, wenn es darum ging, einen wund gelegenen Patienten zu betreuen oder einen Katheter zu legen.

Als Leiter war er hilflos. Wer mit einem Anliegen kam, dem versuchte er zu helfen, wie er auch als guter Pfleger dem Bewohner half, in dessen Zimmer er kam. Aber während er dort der Einzige war, der gab, musste er als Leiter oft Streit schlichten, der entstand, weil zwei Mitarbeiter nicht einig waren. Dann versuchte er beiden Recht zu geben und zog so schließlich die Enttäuschung beider auf sich. Sein Versprechen, Partei zu nehmen, konnte er nicht einlösen, weil er es beiden Seiten gegeben hatte. Dann fragte er den Supervisor, was er tun solle, um die Streithähne zu befrieden.

Der Supervisor wurde schließlich wie ein Orakel zitiert, um die Gutmenschsümpfe des Leiters zu klären. Dieser würde ja gerne allen alles recht machen und jedem, der da litt, sein Leiden nehmen. Schicksalergeben sagte der Leiter, als füge er sich einer höheren Macht, der Supervisor habe gesagt, es gehe nicht so, und der eine Streiter müsse sich fügen. Unschuldig sagte der Leiter einige Wochen später dem Supervisor, es sei ihm ein Rätsel, aber die anfängliche Begeisterung der Mitarbeiter für die Supervision lasse nach, vielleicht brauchten diese doch etwas anderes als Gespräche, er habe von einem Kollegen auf dem Bezirkstreffen des Caritasverbandes gehört, dieser habe eine wunderbare

Erfahrung mit einer Fortbildung im Enneagramm gemacht, ob der Supervisor diese Methode anbieten könne? Oder Körpertherapie, das sei doch etwas, das den Mitarbeitern den Stress nehme und wohl tue, ohne dass geredet werden müsse, was offensichtlich jetzt nicht mehr so gut ankomme wie zu Anfang der Supervision.

Der Supervisor ärgerte sich, aber er konnte sich nicht vorstellen, die Schleimschichten zu durchdringen, mit denen sich der Leiter umgeben hatte; er wolle doch immer für alle nur das Beste und trage kein Arg im Herzen. Dann kam die Sitzung in der «guten» Gruppe, jener, in der die jüngeren Mitarbeiter saßen und in der kein vierschrötiger Stationsleiter den Supervisor entwertete. Es sei, so hieß es plötzlich, und die Schreckensgeschichten häuften sich, einfach unverantwortlich, was in der Station dieses Widerspenstigen geschehe, die alten Menschen würden nicht richtig betreut, Medikamente ihnen einfach ausgehändigt, ohne zu überwachen, ob sie nicht von der nächsten Schicht uneingenommen im Nachtkästchen vorgefunden würden, Verbände würden nicht gewechselt, es stinke oft zum Erbarmen, und der Stationsleiter unternehme nichts, wenn man ihn darauf hinweise, er decke alle Faulheiten und Nachlässigkeiten und sei selbst faul, kein Wunder, schließlich habe er vor seiner Ausbildung zum Altenpfleger im Gefängnis gesessen, man munkle, wegen Zuhälterei.

Der Supervisor überlegte nachher, es wäre klüger gewesen, erst einmal nachzufragen, weshalb niemand diese Missstände dem Heimleiter gemeldet habe. Es grenze an unterlassene Hilfeleistung, was hier berichtet werde. Wer da nur klage und nichts tue, sei ein Komplize. Stattdessen hatte er der Gruppe diese Maßnahme abgenommen und gleich vorgeschlagen, selber den Leiter über die Missstände zu informieren, es gehe nicht an, dass unter Umständen jemand ums Leben komme. Die Gruppe fand es ausgezeichnet, dass sich der Supervisor um die Sache kümmern und mit dem Leiter sprechen wollte.

Als der Supervisor das in der nächsten Sitzung mit dem Leiter tat, nickte dieser wie einer, der lange ahnt, dass da etwas im Argen liegt, und nun den letzten Beweis erhält. «Ich war schon immer dagegen», sagte der Leiter dann, «dass dieser frühere Zuhälter als Stationsleiter arbeiten darf. Aber ich konnte mich nicht gegen die alte Leitung durchsetzen. Auf seiner Station wollten sie ihn haben. Jetzt sollen sie sehen, wohin sie mit ihm kommen; am liebsten würde ich sie im eigenen Saft schmoren lassen, bis sie etwas unternehmen. Ich will mich da nicht mehr einmischen, ich habe mir schon einmal die Finger verbrannt, sollen sie schauen, was sie an ihm haben.»

Der Supervisor war schockiert. Dieser Leiter war eigentlich in seiner kleinen eigenen Station geblieben und hatte sich entschlossen, nicht wahrzunehmen, dass es etwas wie Verantwortung für das Ganze gab. «Die Gruppenmitglieder haben mich gebeten, mit Ihnen zu sprechen, und ich denke, Sie müssen etwas unternehmen», sagte der Supervisor steif.

Es herrschte jetzt eine aufgeregte und bösartige Stimmung in den Gruppen. Die Anwesenden hetzten gegen die Abwesenden. Sie klagten darüber, sie würden sich hier anstrengen und reden und nachdenken, aber was helfe es, die Hälfte der Pflegenden sei nicht da, und es sei eben auch jene Hälfte, die hoffnungslos faul und verantwortungslos sei, der man zehnmal vormachen könne, wie ein ordentlicher Verbandwechsel aussieht, und man finde nach dem Schichtwechsel doch wieder den Bewohner mit blutigem Verband, und dann sei's niemand gewesen, und man rede gegen eine Wand, und der Heimleiter fordere auf, diese Konflikte direkt mit den Kollegen zu klären, aber da sei nichts zu klären, es gebe Stationen, da dominiere einfach die Unmoral, da seien alle Pflegepersonen falsche Schlangen.

Der Supervisor versuchte etwas von Professionalität und minimaler gegenseitiger Anerkennung zu sagen, die man den Kollegen schulde. Er hatte den Eindruck, auf ebenso taube Ohren zu stoßen wie früher einmal, als er gesagt hatte, das Wesen guter Pflege sei es doch, nicht unter einen professionellen Durchschnitt abzusinken, während er hier immer den Eindruck habe, man messe sich und andere an einem Ideal absoluter Perfektion und müsse deshalb chronisch unzufrieden sein, Sündenböcke finden und immer wieder den Mut verlieren, ein Krankenzimmer überhaupt zu betreten, in dem jemand liege, den man mit aller Anstrengung nicht mehr glücklich machen könne.

In der nächsten Gruppensitzung war von der «schlechten» Gruppe nur eine Pflegerin gekommen. Sie wartete mit dem Supervisor eine Weile und fragte ihn dann, ob die Gruppe auch so stattfinde; von den fünf Kollegen, die noch interessiert seien, hätten sich zwei krankgemeldet, einer sei auf Urlaub und einer auf Fortbildung. «Es müssen mindestens drei sein, dann findet die Gruppe statt», antwortete ihr der Supervisor. So trennten sie sich, und der Supervisor wusste nicht, wie es weitergehen würde.

Er rettete sich in solchen Situationen auf die Position des Forschers. Es war unklar, ob der Prozess, den er einleiten wollte, begonnen hatte oder ob die Institution anfing, ihn aufzufressen und zu verdauen, sodass er nichts Eigenes mehr galt, sondern entweder ihre Unvernunft bestätigte oder ausgeschieden wurde. Das konnte sein, aber er lernte aus jedem solchen Fall etwas und hatte daher das nächste Mal auch eine Chance, seine Wiederholung zu vermeiden.

Nach der «schlechten» kam die «gute» Gruppe, jene, in der sich so viele zuletzt über den Zuhälter und seine Mannschaft beklagt hatten. Wie ein Schlag mit einer Wucht, die den erzeugten Schwung unkontrollierbar macht, schien die Anklage jetzt gegen die Kläger weitergewirkt zu haben. Schuldbewusst sagte eine ältere Frau, die Leiterin jener Station, die im Heim als die beste galt, sie dürften eigentlich nichts an anderen kritisieren, sie brauchten selbst Hilfe vom Supervisor, denn es sei unerträglich geworden, in das Zimmer der Spuckerin zu gehen, einer bösen Alten, die alle Pflegerinnen anschreie, nach ihnen schlage, sie beim Waschen zwicke und ihnen das Essen ins Gesicht spucke. Einige hätten sich schon geweigert, in ihr Zimmer zu gehen, sie könnten für nichts garantieren, sie würden zurückschlagen, das dürfe aber nicht sein, denn die Hexe würde dann ihre blauen Flecke ihren Angehörigen zeigen, und es gebe einen Skandal. Sie wolle jetzt vom Supervisor wissen, was er in einem solchen Fall tun würde; sie alle seien mit ihrem Latein am Ende, er aber habe gewiss einen rettenden Einfall.

«Dies ist Supervision, keine Pflegefortbildung», sagte der Supervisor. Er wusste, es klang wie eine Ausrede. Aber hätte er sagen sollen, dass sie doch ihre Arbeit hier reflektieren, nicht aber ordentlich lernen sollten, dass der Umgang mit einer widerspenstigen Alten doch in das professionelle Repertoire gehöre – es sei denn, man sei sich hier einig, dass die Pflegenden ebenso Schönwetterhelfer seien wie der Leiter ein Schönwetterleiter: Ich leite, solange es keine Probleme gibt; kommen Probleme, höre ich damit auf, das ist zu schwierig, das habe ich nicht verdient, das geht nicht ohne Konflikte, da sind doch nicht alle glücklich.

«Haben Sie schon mit dem Heimleiter gesprochen?» Das war doch eher etwas wie eine Intervention. Die Lösungsmodelle innerhalb des Heims mussten herausgearbeitet werden.

«Der hilft uns gar nicht. Der sagt, er kann da nichts machen. Wir haben schon vorgeschlagen, dass die Alte in die Psychiatrie kommt. Dort kann man ihr Medikamente geben, dass sie endlich ruhig ist. Unser Hausarzt, der traut es sich doch nicht zu, die richtigen Medikamente zu verschreiben, der tut nichts. Und der Heimleiter sagt, er braucht ein belegtes Bett, er kann keine Leute wegschicken, nur weil sie schwierig sind. Wenn er in das Zimmer kommt, ist es auch immer anders, ihn spuckt sie nicht an.»

Dem Supervisor fiel nichts mehr ein. Wenn er den Auftrag nicht annahm, nach einer Lösung zu suchen, die der Spuckerin den Mund verschloss, dann ließ er die Gruppe im Stich, nicht anders als der Leiter. Wenn er den Auftrag annahm, musste er versagen, denn alle Lösungen, die man hier haben konnte, waren schon verworfen: Man durfte die Alte nicht festhalten, man durfte ihr den Mund nicht verbieten, man durfte sie nicht schlagen, man durfte sie nicht vernachlässigen, man konnte mit ihr nicht reden, man konnte sie nicht ertragen, und man konnte sie nicht loswerden.

Warum konnte man sie nicht ertragen? Weil sie nicht glücklich war, niemanden anerkannte und am liebsten sterben wollte. Was da in dem Zimmer im dritten Stock lag und alle störte, war der Dämon, der Schatten des Alters. Die Wut und das Nichts; nichts als Wut, keine Hoffnung, keine Anerkennung, keine Liebe. Diesen Dämon wollte keiner sehen und ertragen. Die Pflegenden hätten ihn gerne in die Psychiatrie entsorgt. Und indem sie den Supervisor zum Schweigen und zum Rückzug brachten, hatten sie ihm gezeigt, dass er nicht stärker war als sie, und sich mit seiner Niederlage ein wenig getröstet.

Irgendwo in einem Sagenbuch hatte der Supervisor die Geschichte von dem mächtigen Donnergott gehört, der zufällig in den Haushalt eines listigen Riesen gerät, der Thor zu Wettkämpfen mit unscheinbaren Gegnern einlädt: zuerst zum Wettessen mit einem schmächtigen rothaarigen Knaben, und so mächtig der Gott schlingt, der Kleine ist schneller und niemals satt, sodass sich Thor geschlagen gibt. Dann soll er eine Katze hochheben, aber sie hängt wie Blei in seinen Händen, und wie sehr er auch ruckt, er kann sie nicht vom Boden bewegen. Und schließlich fordert ihn die alte Magd zum Ringkampf heraus, und wie sehr sich der starke Gott auch plagt, schließlich ermüdet er und muss sich von ihr zu Boden zwingen lassen.

Am nächsten Morgen verabschiedet sich der Riese von Thor und gesteht ihm, er sei trotz der Niederlagen des Gottes tief beeindruckt von seiner Macht und erleichtert, ihn aus seinem Haus zu haben. Denn der erste Gegner sei das Feuer gewesen, und noch niemand habe so mit diesem mithalten können im Wettfressen. Die Katze war die erdumspannende Mitgardschlange; Thors Ruck habe ein mächtiges Erdbeben ausgelöst.

«Und wer war die alte Magd?»

«Sie ist das Alter. Irgendwann bezwingt es jeden, aber du hast ihm länger standgehalten als alle, die bisher mit ihm gekämpft haben.»

Die Erinnerung an diese Geschichte machte dem Supervisor Mut.

Einige Fakten zur Altenpflege: Bereits am Ende ihrer Ausbildung plant ein Drittel der Pflegerinnen, wieder auszusteigen. Von fünf Absolventinnen des Jahrgangs 1992 waren 1997 vier nicht mehr im Altenpflegeberuf tätig. Die Ursache liegt darin, dass Menschen mit idealistischen Motiven sehr schnell «ausbrennen», wenn sie mit der Realität der Arbeit konfrontiert sind. Durch die Hausarbeitsnähe werden vor allem Frauen einer von ihnen schwer durchschaubaren Ausbeutung unterworfen.

Die heutigen Altenpflegeberufe wurden in einer Zeit entwickelt, in der die Spitzenverbände der Wohlfahrtspflege billige Arbeitskräfte brauchten, um dem wachsenden Bedarf nachzukommen und die schwindende Anzahl kirchlich gebundener (Ordens-)Frauen auszugleichen. Angeworben wurden Kräfte auf der Basis eines traditionellen Frauenbildes, das durch Bescheidenheit, Opfermut, Dienstbereitschaft und Nächstenliebe charakterisiert war. «Ein modernes Berufsverständnis hätte stattdessen die Begriffe ‹Arbeit›, ‹leistungsgerechte Entlohnung› und ‹Profession› in den Vordergrund gerückt.»*

Was ich in der Balint-Arbeit mit Organisationsberatern und Supervisoren über die Situation in der Altenpflege hörte, war ein Anlass, dieses Buch zu schreiben. Immer wieder kam in den Berichten der Satz vor: «Wenn ich das so sehe – ich möchte nicht alt sein.» Viele der Beraterinnen kamen selbst aus der Pflege, andere aus sozialpädagogischen Berufen, manche waren Psychologen oder Theologen. Alle waren sich darüber einig, dass in den Alteneinrichtungen krasser Egoismus und selbstloser Einsatz, Grobheit und Einfühlung, Rücksichtnahme und latente Gewalt oder Nachlässigkeit

* N. Belardi und M. Frisch, «Altenhilfe», Weinheim 1999, S. 53

nebeneinander existieren, dass es aber in vielen Fällen an Verständnis für die Führungsaufgaben in einem komplexen Dienstleistungsunternehmen fehlt.

Manchmal ist den leitenden Mitarbeitern klar, was eigentlich geschehen müsste, aber es sind ihnen die Hände gebunden, weil sie schlecht ausgestattet sind und keine Möglichkeiten haben, unzuverlässige und unengagierte Arbeitskräfte zu entlassen. Ein Organisationsberater sagte einmal energisch, er könne das Gerede vom Personalmangel in der Altenpflege nicht mehr hören. Es herrsche ein Überfluss an Personal, das nicht engagiert sei und die engagierten Pflegenden mehr behindere als unterstütze. Er sei überzeugt, dass viele Pflegestationen besser arbeiten könnten, wenn sie endlich die Mitarbeiter und Mitarbeiterinnen los wären, die durch ihre eigenen Ansprüche an Zuwendung und Aufmerksamkeit, ihr chronisches Beleidigtsein und ihr Gejammer die anderen an der Arbeit hinderten.

Sofort geriet er in den Mittelpunkt einer heftigen Diskussion: Er sei sicher Betriebswirt, anders könne man so verletzende Äußerungen über die Pflege nicht verstehen. «Sie irren sich, ich habe selbst jahrelang als Krankenpfleger gearbeitet!» Der Gedanke, dass Pflegende nicht geführt, sondern von den leitenden Mitarbeitern ebenfalls gepflegt werden müssen, ist schwer auszurotten. Kaum je lässt sich eine Organisation etwas einfallen, um zum Beispiel die Rückmeldungen der Gepflegten systematisch in die Personalbewertung einzubeziehen und zu verhindern, was Umfragen ergeben haben und was Berater einhellig bestätigen: In der Pflege entstehen über zwei Drittel der von den Mitarbeitern erlebten Arbeitsbelastung durch Reibungen mit Kolleginnen und Vorgesetzten, nur ein Drittel entstammt der Arbeit am Krankenbett.

Wo auch noch Nachlässigkeit oder Machtmissbrauch der Kolleginnen «gepflegt» wird, verwahrlosen Teams sehr schnell. Die entstehenden Konflikte werden oft nicht als Führungsaufgabe definiert, sondern liefern Stoff für unendliche Klatschgeschichten, die um Charaktermängel kreisen. Mobbingvorwürfe zirkulieren – A. mobbt B., weil er sich von B. gemobbt fühlt.

Engagierte Pflege ist keine besonders harte, aber eine viel Aufmerksamkeit fordernde Arbeit. Wie passt das zu den oft beklagten großen Belastungen? Wie zu den Statistiken, wonach in der Altenpflege sehr viele Mitarbeiter unter psychosomatischen Erkrankungen leiden und die Burn-out-Gefahr so hoch ist?

Wie gesagt: Der Stress entsteht mehrheitlich nicht am Pflegebett, sondern in den Pflegenden und zwischen den Pflegenden selbst. Sie werden nicht darin unterstützt, ein professionelles Verständnis ihrer Arbeit und Zusammenarbeit zu entwickeln und aufrechtzuerhalten. Sie nehmen Dinge persönlich, weil sie nicht genügend gut verstehen, dass der Umgang mit negativen Emotionen ein Teil ihrer Berufsarbeit ist. Sie können nicht davon lassen, gute Eltern in den gepflegten Alten zu suchen, und werden zu rachsüchtigen Kindern, wenn ihnen das misslingt. Sie haben nicht gelernt, miteinander über Probleme zu sprechen; wer nicht funktioniert, wird entwertet, aber nach außen gedeckt.

Alle diese Probleme sind kein Ausdruck individuellen Versagens. Sie zeigen Führungsdefizite. Viele der Supervisorinnen, mit denen ich gesprochen habe, arbeiteten früher oder auch parallel zu ihrer Tätigkeit als Beraterinnen selbst als Lehrerinnen für Pflegeberufe. Sie waren schockiert, wie schnell die professionellen Orientierungen verschwinden, wenn sie nicht durch eine aufmerksame, entschlossene Leitung gefördert werden. Paradoxerweise sind diese «regressiven Entprofessionalisierungen» in der Altenpflege häufiger als in der Krankenpflege. Paradox, weil in den Altenheimen die Pflegenden sozusagen unter sich sind, während sie sich in der Akutpflege ständig mit der sozial so viel höher bewerteten und technisch unterfütterten Professionalität der Mediziner messen müssen. Doppelt paradox, wenn wir bedenken, dass im Altenheim «gute Pflege» das einzige zentrale Qualitätsmerkmal ist, während in einem Krankenhaus gute Pflege keine Mängel der medizinischen Versorgung kompensieren kann. Woran liegt das?

Viele Faktoren wirken zusammen.* Der erste und oberste ist die mangelnde gesellschaftliche Aufmerksamkeit, verschärft durch die allgemeine Verdrängung der Tatsache, dass wir alle irgendwann alt und pflegebedürftig werden, wenn wir nicht vorher sterben. Nach dem plumpen, aber wahren Sprichwort fängt der Fisch am Kopf an zu stinken: Wo keine Aufmerksamkeit der Mächtigen, dort wenig Geld und Macht für die unmittelbar Verantwortlichen, wenig Qualifikationsforderungen, wenig Bereitschaft, Strukturen zu entwickeln und gute Entwicklungen zu belohnen.

An Jubiläumstagen wird unterschiedslos das Hohe Lied der Pflegenden gesungen. Im Alltag bleiben sie vergessen, niemand kümmert sich um ihre Mühe, niemand lobt sie für gute Arbeit, sorgt sich um ihre Aufstiegsmöglichkeiten, ihre Fortbildung, um die mitarbeiterfreundliche Entwicklung ihrer Einrichtungen. Medienpräsenz erreichen sie nur, wenn wieder einmal eine der schlecht qualifizierten Pfle-

*Vgl. W. Schmidbauer (Hg.), «Pflegenotstand – das Ende der Menschlichkeit», Reinbek 1992

gerinnen in ihrer regressiven Entprofessionalisierung so weit geht, dass sie anfängt, die Gepflegten von ihrem Leid zu erlösen.*

Eine professionelle Entwicklung in der Altenpflege, die uns allen eine würdige Versorgung im hohen Alter sichern könnte, hat noch nicht begonnen. Sie setzt ein Klima der Aufmerksamkeit voraus, das nicht existiert. Jede bessere Zeitung kümmert sich darum, wie der Standard der Gastronomie in ihrem Einzugsgebiet ist, indem sie Probeesser aussendet. Es gibt Qualitätslisten für Mediziner und Tests für Automobile, Videokameras und Zahnärzte. Das alles ist uns wichtiger als die zentrale Frage, was mit uns geschieht, wenn wir uns nicht mehr selbst helfen können. Es gibt kaum Wettbewerb, kaum Prämien für gute, kaum Nachteile für schlechte Arbeit. Wer hier Versorgung anbietet oder Versorgung braucht, gerät in ein System, das nicht ein Produkt an Kunden verkauft, sondern Kunden an ein Produkt.

Eine medizinische Ideologie ist ebenso schädlich, wie medizinisches Wissen hilfreich sein kann. Wer vom Arzt als Ursache sein Alter genannt bekommt, wird nur selten ein Gegenargument finden. Er wird nicht sagen, wie dumm diese Erklärung ist (denn wie alt er ist, weiß er selbst), dass sie nichts sagt und Selbstheilungskräfte lähmt.

* In dem in der letzten Fußnote erwähnten Buch sind einige dieser Fälle analysiert, in denen Pflegende Schwerstkranke mit Überdosen von Betäubungsmitteln «erlöst» haben. Die makabre Ironie dieser Situation liegt darin, dass für die Überführung und Bestrafung dieser Täterinnen unendlich mehr finanzielle Mittel und öffentliche Aufmerksamkeit zur Verfügung stehen als für die angemessene Ausstattung der betreffenden Einrichtungen. Jeder Fortbildungstag muss erkämpft werden; wenn es aber darum geht, Hochtechnologie zu kaufen, um auch noch minimale Reste von Betäubungsmitteln in exhumierten Leichen nachzuweisen, mangelt es an nichts.

Da die Ausbildung in der Pflege stark an medizinischen Modellen orientiert ist, werden dort die Defektorientierung und der Mangel an Dialogfähigkeit ebenfalls nur dann überwunden, wenn es entsprechende Anleitungen, Fortbildungen und kompetente Führung gibt.

Um die Mängel an Einfühlung in alte Menschen zu kompensieren, wurde ein Anzug konstruiert, der alle Bewegungen behindert. Zusammen mit einer trüben Brille, einer atembehindernden Maske und dicken Handschuhen getragen, soll er das Gefühl vermitteln, wie es ist, alt zu sein. Ich weiß leider nichts vom Erfinder dieses erlebnispädagogischen Utensils, aber ich vermute, er ist nicht alt. Denn diese Hauruck-Behinderung gibt kaum etwas von der verwirrenden Vielfalt, dem Mosaik aus Einbußen und Kompensationen wieder, die das Alter ausmachen. Es gibt inzwischen viele Beispiele dafür, dass engagierte Führung, Fortbildung und Supervision die Qualität der Altenpflege sichern können. Eines dieser Mittel allein ist dazu zu schwach. Das Management muss dafür sorgen, dass Pflege sich an der Würde der Gepflegten und nicht an einem schematischen Satt-sauber-ruhig-Modell orientiert. Es braucht dazu engagierte Mitarbeiter. Professionalität kann aber nur dann erhalten werden, wenn es einen Raum gibt, die unvermeidlichen Krisen zu erkennen und zu lösen. In der Fallskizze zu Beginn dieses Kapitels soll Supervision die Mängel an Führung und an Fortbildung ersetzen. Sie kann in solchen Situationen nur von sehr begrenztem Nutzen sein.

Nachdem viele Jahre lang die Supervisorinnen immer wieder berichtet hatten, wie viele Ängste vor dem eigenen Alter in ihnen während dieser Arbeit wuchsen, habe ich jüngst ein Gegenbeispiel kennen gelernt. «Dort möchte ich gerne gepflegt werden», sagte eine Beraterin ganz begeistert von einem Heim, in dem ein engagierter Leiter zusammen mit einer Expertin für Altenpsychologie versucht hat, die typische Heimatmosphäre abzuschaffen. Dort werden, wenn Alte keine eigenen Möbel und Gegenstände aus ihrer Kindheit bewahrt und mitgebracht haben, diese auf Trödelmärkten vom Personal gekauft. Oft blühen Menschen auf, wenn sie in einem Zimmer leben dürfen, das sie in eine Zeit zurückführt, an die sie sich noch erinnern können.

Wenn heute das Alten- und Pflegeheim so in Verruf geraten ist, dass die wenigsten Menschen sich einen Aufenthalt dort wünschen, liegt das auch daran, dass die Vorschriften oft kasernenhaft waren, kaum persönliche Dinge und keine Haustiere mitgebracht werden durften. Diese Umstände verstärken die Orientierungsverluste und gefährden die Kompensationen, mit denen alte Menschen in ihrer gewohnten Umwelt überleben.

Immer mehr Heime sorgen für wohnliche Einzelzimmer und gestalten alle Stockwerke unterschiedlich (damit sich die Bewohner besser zurechtfinden). Vor zwanzig Jahren hat mir eine Journalistin, die früher einmal in der Altenpflege arbeitete, während eines Interviews im Gang eines großen Stuttgarter Altenheims das Geheimnis der dunklen Sitzgruppen in den breiten Fluren verraten. Jede zweite Birne in den Lampen war gelockert, um die alten Menschen daran zu hindern, zu lange dort zu verweilen.

Diese Veränderungen und die vielen zufriedenen Menschen in Pflegeheimen (nach unterschiedlichen Umfragen geben zwischen 60 und 80 Prozent an, zufrieden zu sein) stimmen optimistisch. Es wäre schön, wenn es mehr positive Berichte aus Alterseinrichtungen gäbe. Für die Pflegenden dort ist es entmutigend, dass eine einzige Gewalttat hundertmal mehr Medienpräsenz erzeugt als viele Jahre engagierte Arbeit. Gewalt gegen Alte ist ein Tabuthema; wie alle Tabuthemen wird es in den Medien besonders gerne ausgewalzt und in den Einrichtungen dann in trotziger Abwehr totgeschwiegen. Notruftelefone, in denen Gerontopsychiater unter Schweigepflicht Informationen über Gewalt gegen pflegebedürftige Alte sammeln, sind eine zweischneidige Sache. Es sagt nichts über gute Pflege, wenn Entgleisungen vermieden werden. Wenn Pflegende Katheter und Sonden legen, um nicht füttern oder zur Toilette begleiten zu müssen, dann kann das alles gewaltfrei geschehen und ist doch grausam.

Vor einigen Jahren starb in einem schottischen Pflegeheim eine alte Frau, die vom Personal als geistesschwach und desorientiert eingestuft worden war. Unter ihren Habseligkeiten fanden die Pflegenden ein Gedicht:

«Was seht ihr, Schwestern, was seht ihr?
Denkt ihr, wenn ihr mich anschaut:
Eine mürrische alte Frau,
nicht besonders schnell,
verunsichert in ihren Gewohnheiten,
die ständig beim Essen kleckert,
die nicht antwortet,
wenn ihr sie anmeckert,
weil sie wieder nicht pünktlich fertig wird?»*

* Zit. n. Ralf Höller, «Süddeutsche Zeitung», 24. 4. 2001, S. 9

17 Etwas Besseres als das Heim finden wir überall: Alteninitiativen

Während der sechziger und siebziger Jahre war das Altenheim eine Einrichtung, die viele Alte der eigenen Familie vorzogen, weil sie sich dort unabhängiger fühlten. Diese Lage hat sich in den letzten dreißig Jahren dramatisch geändert. Altenheime, die rüstige Bewohner aufnahmen und eine kleine Pflegestation hatten, finden heute kaum noch gesunde Bewerber.

Zentren für ambulante Pflege und Hilfsdienste ermöglichen es heute, einen stationären Aufenthalt möglichst lange aufzuschieben oder ganz zu vermeiden. Inzwischen bleiben über neunzig Prozent der Alten zu Hause, bis sie sterben. In Deutschland gibt es zwölf Millionen über Fünfundsechzigjährige; nur etwa fünf Prozent (661 000) leben in Alters- und Pflegeheimen. Die sozialen Neuerungen der jüngsten Zeit, vor allem die Pflegeversicherung und die Einrichtung von Pflegestationen für ambulante Hilfen, werden die Zahl der Heimbewohner wohl weiter vermindern.

Lebensstile im Alter

Der Begriff der «neuen Alten» wurde aufgrund einer repräsentativen Studie an 1500 Alten entwickelt, in der die Forscher versuchten, Lebenswelten und Lebensstile alter Menschen plakativ zu beschreiben. Die «neuen Alten» sind jene rund 25 Prozent der 55- bis 70-Jährigen, deren Einstellung sich in einem Satz formulieren lässt: «Das war zwar schon immer so, aber warum soll es so bleiben?» Sie wünschen sich Gestaltungsmöglichkeiten, denken nach, wie sie sich im Alter neu orientieren, wie sie Einschränkungen angehen, Probleme lösen können. Sie sind nicht bereit, Rollenerwartungen anzunehmen, dass ihr «Leben gelaufen» sei. In gewisser Weise sind es die Achtundsechziger, die sich der Pensionsgrenze nähern und ihr kritisches Potenzial angesichts der Freisetzung von beruflichen Pflichten zurückgewinnen.

Diese Gruppe entstammt vorwiegend der qualifizierten Mittelschicht, sie hat gelernt, sozialen Ansprüchen standzuhalten, und richtet daher auch an die Umwelt, in die sie im Alter eintritt, eigene, oft neuartige Ansprüche. Wenn wir die repräsentativen Studien auf die Bevölkerung übertragen, gehören rund 2,4 Millionen Menschen zu diesen «neuen Alten».

Hier noch kurz die anderen Gruppen, diesmal gleich mit den geschätzten Zahlen in der Bevölkerung:

2,9 Millionen zurückgezogene, aber zufriedene Alte – «Das war schon immer so, und das soll auch so bleiben!» Diese Menschen kommen eher aus kleinbürgerlichem, konservativem Milieu.

1,4 Millionen resignierte Alte – Motto: «Das war schon immer so, und es ist auch nicht zu ändern!» Sie kommen vor allem aus den sozial schwachen Schichten.

2,6 Millionen defensive Alte, die sich vor allem Sicherheit und Genuss wünschen – Motto: «Das war schon immer so, und das darf sich auch nicht ändern!»*

Das zentrale Thema in der Auseinandersetzung mit dem

* N. Belardi und M. Frisch, «Altenhilfe», Weinheim 1999

Selbstgefühlsproblemen des Alters ist die Frage, wie lange der letzte Lebensabschnitt aktiv gestaltet werden kann. Wir können davon ausgehen, dass die Sehnsucht nach dem Ruhestand umso ausgeprägter ist, je weniger die Arbeit selbst als eine Quelle von Energie und sozialer Bestätigung erlebt werden konnte. Interessant sind hier die von G. Berger und G. Gerngroß* entwickelten vier Modelle:

1. Weitermachen. Dieses Modell wird von Menschen gewählt, die selbständig gearbeitet haben und daher auch selbst bestimmen können, in welchem Umfang sie ihre Arbeit fortführen. Es gilt für Künstler, Ärzte, selbständige Handwerker, für alle, die ihre Absicht durchsetzen können, lieber möglichst spät als möglichst früh in Rente zu gehen.

2. Anknüpfen. Diese Personen haben schon während ihrer Berufstätigkeit nach Möglichkeiten Ausschau gehalten, die erworbenen Fähigkeiten mit neuen Interessen zu verbinden. Ein Tierarzt gibt mit 55 seine Stadtpraxis auf und kauft sich einen Bauernhof, um dort Hühner und Schafe zu züchten. Ein Kunsterzieher investiert sein Erspartes in eine eigene Galerie und verzehrt seine Pension als Kunsthändler. Der früh pensionierte Ingenieur steigt in die Boutique seiner Frau ein und produziert Modeschmuck.

3. Befreien. Diese Menschen haben ihre Arbeit schon lange eher als Pflicht, ja als quälende Last erlebt. Sie atmen auf, wenn sie diese Belastung los sind – zum Beispiel Frauen, die sich jetzt endlich ihrem Haushalt und ihren Enkelkindern widmen können.

4. Nachholen. Die im Ruhestand gewonnene Zeit erlaubt es, endlich die Beschäftigungen auszubauen, für die

* G. Berger und G. Gerngroß, «Die neu gewonnene Freiheit. Vier Modelle für erfolgreiches Altern», Zürich 1994

bisher zu wenig Zeit war – endlich in die Länder zu reisen, zu denen man schon als Student aufbrechen wollte, endlich ein Orchideenfach wie Archäologie oder Literaturwissenschaft zu studieren, endlich den Bootsführerschein zu machen oder den Winter im Süden zu verbringen.

Die individuellen Stile, dem Alter seinen Sinn zu geben, werden durch Vorschriften eingeengt, die ihren wirtschaftlichen Sinn oft genug durch ihre psychologischen Nachteile verlieren. So ist die starre Altersgrenze ein böser Druck für jene Menschen, die gerne und gut noch viele Jahre weiterarbeiten können und wollen. Ich habe rüstige Bäuerinnen weinen sehen, als ihre geliebten Kühe aus dem Stall getrieben und verladen wurden. Aber sollte die Familie auf die Rente verzichten? Ein Landwirt bekommt sie nur, wenn er seinen Hof nicht mehr bewirtschaftet.

Die Renten in den Industrieländern sind gleichzeitig zu hoch und zu niedrig. Sie sind so hoch, dass die (Früh-) Rente immer einen bequemen Ausweg aus Belastungen am Arbeitsplatz verspricht, so niedrig, dass nicht wenige Rentnerinnen verarmen. Sie schaffen eine mächtige soziale Verführung, sich dem Stress der Berufsarbeit zu entziehen. Damit nehmen sie den Verführten aber auch die häufig unersetzlichen psychohygienischen Leistungen einer Tätigkeit: Sie bringt uns in Kontakt zu Menschen, sie mahnt uns ständig, nach einem angemessenen Austausch mit unserer Umwelt zu suchen, sie schenkt uns Erfolgserlebnisse und lenkt unsere Energien in vorwiegend zweckmäßige Bahnen.

Stress und Stumpfsinn auch einer einfachen Arbeit sind für viele Menschen eine produktive Alternative zu einem unerwünschten Ausscheiden aus dem Berufsleben. Unsere

Sozialpolitiker sollten alles tun, um Arbeit allen Menschen zu jeder Zeit ihres Lebens zugänglich zu machen. Alles andere ist ein Unrecht an den Betroffenen. Wer – in welchem Alter und mit welcher Rente auch immer – arbeiten will, sollte jede Möglichkeit dazu erhalten. Nichts beugt den typischen «Altersleiden» (Bewegungsmangel, Einsamkeit, Alzheimer*, Depression) besser vor. Nicht die bürokratischen Blockaden für ein frühes Rentenbegehren schonen die öffentlichen Kassen, sondern Anreize zur Arbeit auch im Alter. Solche Veränderungen können Einzelne nicht leisten, es ist notwendig, sich zu organisieren, um ihnen den Boden zu bereiten. Selbstorganisation und Selbsthilfe sind die wichtigsten Mittel, um die Angst vor dem Alter in den modernen, individualisierten Gesellschaften zu bannen.

Wir sollten uns hüten, den traditionellen Umgang in der Großfamilie zu idealisieren. Liebende und einfühlende Verwandte wird jeder einer institutionellen Versorgung vorziehen. Aber ohne jede Wahlmöglichkeit den Launen mürrischer Angehöriger ausgeliefert zu sein, ohne dass der Tod – wie in den traditionellen Gesellschaften – den schlecht Versorgten ebenso wie die unwilligen Versorger rasch erlöst?

Die Bewegung der Selbsthilfegruppen hat in der Organisationsenergie der achtundsechziger Jahre an Kraft gewonnen. Sie ist vermutlich viel wesentlicher als die ideologischen Positionen dieser Zeit geworden und auch geblieben. Seit damals hat sich die Zahl der Selbsthilfegruppen in Deutschland auf – grob geschätzt – 50 000 erhöht. Es gibt sie nicht mehr nur für Alkoholiker (Alcoholics

* Es ist nachgewiesen worden, dass der verlässlichste Schutz vor einer Alzheimer-Erkrankung eine aktive, von möglichst vielen und intensiven Interessen bestimmte Gestaltung des Alters ist.

Anonymous, A A), sondern für die meisten Formen chronischer Erkrankungen, für Arbeitslose, Alleinerziehende und natürlich auch für Alte.

Das Grundprinzip der Bürgerinitiative ist es, nicht auf staatliche Fürsorge zu warten, sondern eigene Organisationen aufzubauen und dann – wo es Not tut – öffentliche oder private Spender zu gewinnen. Dahinter steht die Idee, dass Initiativgruppen mehr Selbstbestimmung und Unabhängigkeit erlauben, Bedingungen, unter denen sich alle Menschen lieber für ein Ziel einsetzen, Zeit und Kraft opfern, als für Aufgaben, die ihnen von anderen auferlegt werden. Daher gibt es auch kaum einen Lebensbereich, in dem Initiativgruppen sinnvoller und erfolgreicher sind als das Alter. Hier ist die Angst vor Passivität, Abhängigkeit, Auslieferung am größten. Damit wächst auch die Anziehungskraft einer erweiterten, gestärkten Selbstbestimmung.

Längst hat auch die Sozialarbeit die Selbsthilfebewegung entdeckt. In den größeren Selbsthilfeorganisationen arbeiten Professionelle und Ehrenamtliche zusammen, durchaus produktiv, wenn auch mit Konflikten. Eine Art Initialzündung war die Gründung der Grauen Panther 1975. In einem halb ironischen, halb ernst gemeinten Zitat des amerikanischen *black panther movement,* das den Rassismus notfalls mit Gewalt bekämpfen wollte, entstanden die Grauen Panther unter anderem als Reaktion auf die Gewalt gegen Alte in einem Wuppertaler Heim. Durch einen Kooperationsvertrag mit der Grünen Partei waren sie eine Zeit lang sogar im Bundestag. Inzwischen gibt es zahlreiche Interessenvertretungen für Alte (Nando Belardi und Marlies Frisch schätzen sie in Deutschland auf 80) mit eigenen Dachverbänden und zahlreiche Initiativgruppen mit den unterschiedlichsten Zielen.

Sozialpolitiker haben die Projekte der Bürgerbewegung unterstützt. In vielen Großstädten dienen Seniorenbüros als Schnittstelle für die vielfältigen Beratungs- und Bildungsangebote für Alte. «Wissensbörsen», ein «Erzählcafé» und zahlreiche andere Initiativen entstanden und entstehen, in denen zum Beispiel pensionierte Manager Jungunternehmer beraten, Jüngere in vielfältigen Formen auf das Erfahrungswissen älterer Personen zurückgreifen können.

Diese Hinweise müssen hier genügen; unser eigentliches Thema sind die psychischen Qualitäten, welche den Zugang zu einer aktiven, angstfreien Bewältigung des Alters bahnen können. Ein sehr wesentlicher Aspekt davon ist es, sich im Alter nicht zu isolieren, sich nicht als Opfer der Tatsache zu erleben, dass Schulfreunde umgezogen, Kinder egoistisch, Freunde passiv sind und neue Kontakte nicht mehr so leicht geknüpft werden wie während des Studiums oder im Beruf.

Über die Vereinsamung

Die größte psychische Gefahr des Alters ist die Vereinsamung. Kindheit und Jugend sind die Zeit, in der wir Freunde erwerben. Im frühen Erwachsenenalter führen Beruf und Hobby zu vielen Kontakten. Wer eine feste Bindung herstellen kann, gewinnt mit der Partnerin oder dem Partner gleich noch eine ganze Schar Verwandter hinzu. Stellt sich Nachwuchs ein, so ergeben sich in Kindergarten und Schule Beziehungen zu anderen Eltern. Das Alter meldet sich in unseren sozialen Einstellungen oft mit dem Empfinden, dass ich nicht mehr überall dabei sein muss. Nach dem Treffen der Initiativgruppe gehe ich lieber nach Hause als noch in die Kneipe. Ich überlege es mir zweimal, der Urlaubsbekanntschaft meine Adresse zu geben.

In der traditionellen Gesellschaft ist diese höhere Passivität des Alters in den Regeln des guten Benehmens verankert. Dem Alten wird der Sitzplatz geräumt, so können die Jungen aufstehen und Kontakte knüpfen. Der Alte wird zuerst gegrüßt, ihm stellen sich Jüngere vor, er wird von denen, die etwas von ihm wollen, in seinem Haus aufgesucht. Wenn er die Last seiner Würde zu tragen bereit ist, geht er nicht zu Jüngeren und signalisiert ihnen, dass er sich Kontakt mit ihnen wünscht. Alle diese Regeln sind in der individualisierten Gesellschaft veraltet, unproduktiv und hinderlich. Ich meine damit natürlich nicht, dass man Alten keinen Sitzplatz mehr anbieten sollte. Es geht mir um die Problematik von zerstörerischen Blockaden. Sie hängen damit zusammen, dass Erschwernisse ignoriert, Übungen vernachlässigt werden und schließlich Resignation um sich greift.

Stellen wir uns einen Menschen vor, der gewohnt ist, seinen Gemüsegarten in zwei Tagen umzugraben. Er hat diesen Garten, seit er dreißig ist, benötigte in den ersten Jahren, ehe er einen guten Spaten und einige Übung erworben hatte, drei Tage und schafft es jetzt in zwei. Jeden Herbst ist er ein wenig stolz darauf, dass er noch so flott graben kann, und wenn ihm – inzwischen kurz vor dem fünfzigsten Geburtstag – am Abend der Rücken wehtut, nimmt er sich vor, es nächstes Jahr behutsamer angehen zu lassen. Dann packt ihn aber doch wieder der Ehrgeiz, es wäre ja gelacht, am Abend des zweiten Tages nicht fertig zu sein.

Wenn dieser Mann irgendwann akzeptiert, sich drei, vier oder acht Tage Zeit zu nehmen, wird er vielleicht mit achtzig Jahren noch ein zufriedener Gärtner sein. Wenn er aber die Einsicht verleugnet, dass er nicht mehr so kräftig und belastbar ist wie früher, wird er irgendwann Gartenarbeit mit Schmerzen verknüpfen und sie aufgeben. Damit verliert er auch ein Stück Lebensqualität. Er geht nicht mehr in seinen Garten, sondern zum Hausarzt und später zum Psychiater, um Mittel gegen seine Rückenschmerzen und eine Krankheit zu bekommen, die «larvierte Depression» genannt wird.*

Ganz ähnlich ist es mit unserer Kontaktfähigkeit bestellt. Während wir in unserem schlichten Narzissmus davon ausgehen, dass sie mindestens in ihrem während des Erwachsenenalters erworbenen Umfang bestehen bleibt, belehrt uns eine genauere Betrachtung darüber, dass wir uns auch hier mehr Mühe geben müssen, wenn wir älter werden. Auch in der Pflege unserer Beziehungen kommt es darauf an, durch Geduld und Ausdauer zu ersetzen, was uns an Attraktivität und Kraft fehlt.

Wie unsere Kreativität ist auch unser Kontaktverhalten auf einem Dialog von kühnem Entwurf und kritischer Verfeinerung aufgebaut. Diese Dialektik gilt für unser Bewusstsein allgemein und scheint eine neurologische Grundlage in den unterschiedlichen Funktionen der beiden Gehirnhälften zu haben.** Die kontaktstiftende Funktion ist das Sichverlieben, das auf einer Überschätzung (Idealisierung) des Partners beruht. Die kontakterhaltende Funktion ist dann der realistische Austausch mit einem Partner, den wir nach seinen vorwiegend sozial definierten Qualitäten Liebe, Freundschaft, Kollegialität oder Kameradschaft nennen. Das Zusammenspiel beider Funktionen be-

* Es handelt sich um Depressionen, die sich vorwiegend in körperlichen Symptomen – Schmerzen, Schlaf- und Verdauungsstörungen – äußern.

** V. S. Ramachandran und S. Blakeslee, «Die blinde Frau, die sehen kann. Rätselhafte Phänomene unseres Bewusstseins», Reinbek 2001

stimmt die reife Kontaktfähigkeit. Wer sich nicht verlieben kann, wird unter Umständen noch mit vierzig Jahren im Elternhaus wohnen und in dem ersten Betrieb bleiben, in den er gerät, bis dieser Pleite macht oder er das Rentenalter erreicht. Wer sich verlieben kann, ohne dass es ihm gelingt, die dadurch entstandenen Beziehungen zu festigen, wird auch in einer Partnerschaft nach der anderen scheitern und vielleicht ständig nach einer neuen beruflichen Stellung suchen (müssen).

Unleugbar haben diese Funktionen nicht nur eine neurologische, sondern auch eine historische Basis. Das erste Modell, in dem auf das Sichverlieben verzichtet wird, passt in die traditionelle Großfamilie, wie sie etwa noch in weiten Teilen Asiens die Regel ist. Dort werden dem Sohn und der Tochter die passenden Partner durch Verhandlungen mit einer befreundeten Familie ausgesucht. Verliebtheit würde nur stören; gute Kinder bleiben bei den Wahlen der Eltern, es gibt keinen Gegenentwurf zu dem der Familie, und die Familie entscheidet sehr häufig auch über den Arbeitsplatz. Das zweite Modell gehört nach Kalifornien – wer nicht alle zwei Jahre den Job wechselt, wer nicht immer auf der Suche nach einem noch attraktiveren Partner ist, der versäumt etwas im Leben.

Die Leistung des Sichverliebens ist im Alter offensichtlich erschwert. Sie hängt mit der Bereitschaft zusammen, kritische Einwände zurückzustellen und eine andere Person mit dem Glanz des Ideals zu umgeben. Darin verbirgt sich immer etwas von den frühen, symbiotischen Wünschen, einen Seelenzwilling zu finden, ein Gegenüber, das mich ganz versteht, das meine Wünsche errät und meine inneren Unsicherheiten durch seine Stärke ausgleicht.

Im Alter werden wir mit hoher Wahrscheinlichkeit

schon einige Male erlebt haben, dass unsere idealisierende Überschätzung eines Sexualpartners oder eines Freundes enttäuscht wurde. Wem es nun nicht gelingt, diese Enttäuschung so zu verarbeiten, dass die positiven Erinnerungen bestehen bleiben dürfen, der muss in seiner nächsten Verliebtheit noch unvorsichtiger und unkritischer werden, als es ohnehin der Verliebtheit innewohnt. Ein Beispiel ist der muttergebundene Metzgermeister aus Niederbayern, der sich soeben tief gekränkt von seiner ersten Ehefrau verabschiedete, die ihn betrogen hat, weil sie es leid war, alle Feiertage mit ihm und seiner Mama auf Kaffeefahrt zu gehen. Er will jetzt von den deutschen Frauen nichts mehr wissen, findet sie alle fordernd und lieblos, traut aber auch seiner Mutter nicht mehr so recht, die ihm zuredet, doch mit der einen oder anderen Frau aus dem Bekanntenkreis auszugehen. Schließlich heiratet er eine Asiatin: In die fremde Welt projiziert er die eigene Sehnsucht. Er träumt von wahrer Liebe und inniger Dankbarkeit. Am Ende findet er sich an der Seite einer Frau, die sich ihm verkauft hat, aber auch auf ihrem Lohn besteht. Ihre Hauptsorge ist nämlich, wie sie möglichst viel Geld nach Thailand transferieren kann, wo ihre Mutter zwei uneheliche Enkel durchfüttern muss.

Beziehungen sind ein Kunstwerk, an dem zwei Menschen arbeiten. Sie können vereint sehr viel mehr erreichen als jeder Einzelne, aber sie können auch so viel zerstören, dass die beteiligten Individuen in ihrem Selbstgefühl beschädigt werden und sich schwer tun, nach dem Ende einer destruktiven Beziehung einen neuen Anfang zu machen. Die Beziehungsfähigkeit im Alter hängt davon ab, wie konstruktiv die bisherigen Erfahrungen waren, wie viel Zuversicht sie aufgebaut, wie viel Angst und Zweifel sie geweckt haben.

Das zentrale Risiko, das mit der Verliebtheit und der Idealisierung einhergeht, ist die Entwertung. Wer sich selbst attraktiv findet, verliebt sich leichter. Wer seine Verliebtheiten immer mit einem Gefühl der wechselseitigen Entwertung beendet hat, wird sich jedes Mal schwerer tun, sich zu verlieben, und wird jedes Mal mehr unerwünschte Aspekte des potenziellen Partners verdrängen müssen. Schließlich ist eine Beziehungsaufnahme nur noch in alkoholisiertem Zustand möglich, weil die Verdrängungsleistung nicht mehr ausreicht. Dazu kommt im Alter eine wachsende Scham, seinen Bedürfnissen Ausdruck zu verleihen. Man müsste doch längst mit vielen attraktiven Freunden bestens versorgt sein, nachdem man so lange gelebt hat, so viel Zeit hatte, Beziehungen aufzubauen. Und diese Freunde müssten mich anrufen, sich mit mir verabreden, mich einladen! Aber nein, immer bin ich dran, und wenn ich nichts tue, passiert gar nichts!

Solche Gedanken sind wahre Kontaktgifte. Guter Kontakt – man muss nur eine Weile spielende Kinder beobachten – entsteht nicht dadurch, dass ich eine Strichliste anlege, wer wann welchen Anfang gemacht hat. Hauptsache, es geschieht etwas! Hauptsache, wir kommen überhaupt zusammen, egal, ob ich oder der/die andere den Anfang macht.

Freunde, die mich einladen, sind keine besseren, sondern andere Freunde als die, welche darauf warten, dass ich sie einlade. Wesentlich ist, was nach diesem Schritt geschieht. Wer mir in einer Beziehung die Möglichkeit gibt, den ersten Schritt zu machen, wer sich über meine Einladung freut, ist ebenso wichtig für mich wie jemand, der mich anspricht und einlädt. Der erste ist sozusagen Stoff für mein Beziehungswerk; der zweite wünscht sich meinen Beitrag für das seine. Viel wichtiger als der erste Schritt ist, was entsteht, welcher Austausch zustande kommt, wie ihn die Beteiligten gestalten.

Gute Beziehungen zeichnen sich dadurch aus, dass sie bestehen bleiben, wenn es Schwierigkeiten gibt. Eine Verabredung scheitert, ein sexuelles Beisammensein kommt nicht zustande, weil ein Partner indisponiert ist. Dieses Misslingen ist schade, es wird bedauert, man plant ein nächstes, besseres Gelingen. Wo aber die Beziehung auf einer Idealisierung beruht, welche Misstrauen und Ängste vor Ablehnung kompensieren soll, gefährdet jede Indisposition eines der Beteiligten den Kontakt. Sie hätte doch wissen müssen, dass ich hungrig bin – wieso hat sie mir nichts angeboten! Schon wieder war ihm ein beruflicher Termin wichtiger als ich! Eine Disharmonie der Bedürfnisse ist dann nicht bedauerlich, sondern böse; die Versagung eines Wunsches nicht schade, sondern schlecht. Dann muss der Wünschende schlecht sein oder die Versagung. – In der Erotik solcher Paare ist immer einer zu gierig oder zu frigide. Nicht selten zirkulieren solche Vorwürfe, bis die Lust gänzlich geschwunden ist. Das wird dann von beiden bedauert, aber schon sehen wir sie wieder damit beschäftigt, die Schuld an diesem Mangel zu verteilen.

Das Alter ist eine Gelegenheit, den eigenen Beziehungsstil zu überprüfen, unreife Elemente zu entfernen und reife aufzubauen. Reife in dem hier gemeinten Sinn bedeutet aber nicht, dass die Alten in sich ruhen und nicht mehr brauchen als die Verehrung, die ihnen ohnehin zuteil wird. Sie bedeutet, die Universalität jener Bedürfnisse in unserem Leben zu akzeptieren, die wir oft voreilig «kindlich» nennen und die uns dann dadurch überraschen, dass sie hartnäckig in unserem Erwachsenenleben bestehen bleiben und uns auch noch im Alter plagen oder bereichern, je nachdem, wie wir mit ihnen umgehen können. Es sind Bedürfnisse nach Bestätigung, nach Kontakt, nach dem spielerischen und ernsten Beweis der eigenen Attraktivität, nach Zärtlichkeit, nach Erotik, nach Kreativität.

Wer seine kindlichen Seiten annimmt, akzeptiert auch die grundsätzliche Abhängigkeit, die Menschen untereinander verbindet. Unabhängig sind nicht die, welche jedes Zeichen von Abhängigkeit (unter anderem durch Entwertung) bekämpfen. Wer seine Kontakte mit Idealisierungen verknüpft und in deren Scheitern kontaktunfähig wird, gleicht einer Person, die vor einer Restauranttür hungert, weil diese verschlossen ist. Dieses Lokal muss es sein und kein anderes!

Ein kleines Kind kann wirklich nicht einfach von der vertrauten Person fortgehen und sich an eine fremde binden. Aber der Erwachsene hat die Möglichkeit, sich am eigenen Kühlschrank zu bedienen oder aufzubrechen und ein Lokal zu suchen, das geöffnet ist.

In einem unterscheidet sich die Reaktion der Wartenden: Das Kind würde weinen und dadurch die Passanten auf seine Not aufmerksam machen. Der Alte würde sich das verbieten und in seiner stummen Not immer schwächer werden.

Initiativ werden

Menschliche Reife lässt sich auch als Haltung beschreiben, die sich einsichtig zwischen Allmachtsphantasien und Ohnmachtsgefühlen, zwischen Manie und Depression ansiedelt. Sie ist von der «Forever young»-Beschwörung fanatischer Kämpfer gegen das Alter ebenso weit entfernt wie von einer Resignation, die Würde mit Rückzug verwechselt und Lebenslust nur noch in der Vergangenheitsform diskutiert.

Wie Idealisierung und Entwertung, so bedingen sich auch Manie und Depression gegenseitig. Die Depression wird manisch abgewehrt. Wer die Manie nicht aufrechterhalten kann, stürzt in eine Depression. In der langen Zeit, in der wir uns auf das Alter zubewegen, ohne schon bei den Situationen angekommen zu sein, die wir fürchten, lassen sich beide Bewegungen wie die Ausschläge eines Pendels beobachten. Die manische Überschätzung leugnet die Altersgrenzen und fordert uns auf, so zu tun, als ob sie nicht vorhanden wären. Die depressive Überschätzung verfestigt sich in Resignation: Man kann nichts machen, der Abbau ist unausweichlich, Gesundheit und Widerstandskraft werden zwangsläufig schwinden.

Die versteckte Verwandtschaft beider Positionen wird darin deutlich, dass uns keine von ihnen initiativ werden lässt, uns auf das Alter vorzubereiten und uns einen Rahmen zu schaffen, in dem wir möglichst lange möglichst viele unserer Entwicklungsmöglichkeiten behalten. Eine erste Form der Initiative ist das schlichte, unentbehrliche Interesse für das, was mit uns geschieht. Nur wenn wir es aufbringen, können wir Wege finden, die Zukunft zu gestalten.

Es ist eine der wesentlichsten Gefahren der Konsumgesellschaft, dass wir versucht werden, unser Leben Experten anzuvertrauen. Wir glauben dann, dass diese besser als wir beurteilen können, was uns nützt. In Wahrheit sind Experten gute Diener, aber schlechte Herren. Sie können niemals das Ganze so überblicken wie ein engagierter Nichtexperte. Wer aber sollte für mein Wohlergehen engagierter sein als ich selbst?

18 Wettlauf mit der Zeit. Psychotherapie im Alter

«Hat in meinem Alter eine psychotherapeutische Behandlung überhaupt noch einen Sinn?» Diese Frage lässt sich eigentlich immer bejahen. Wenn sie gestellt wird, heißt das, dass eine zentrale Voraussetzung gegeben ist, um das Angebot psychotherapeutischer Hilfe gut zu verwerten: Da ist ein nachdenklicher, abwägender Geist am Werk, bereit, an dem eingeschlagenen Weg zu zweifeln und sich notfalls zu korrigieren. Diese Haltung ist eine wichtige Voraussetzung, um das Gelingen einer psychologischen Behandlung zu fördern. Der Zweifel, den charismatische Heiler nicht schätzen, ist dem professionellen Therapeuten willkommen, denn er weiß, dass seine Intervention davon abhängt, ob es ihm gelingt, mit seinem Patienten zwar in unterschiedlichen Rollen, aber im Geist einer partnerschaftlichen Beziehung zusammenzuarbeiten.

Wann ist der rechte Zeitpunkt gekommen, es mit einer Therapie zu versuchen? Es soll nicht zu früh sein, denn dann werden die Kräfte geschwächt, es sich mit eigenen Mitteln im Leben einzurichten. Es soll aber auch nicht zu spät sein, denn dann gibt es zu viel aufzuarbeiten, während sich die Wahlmöglichkeiten des Lebens bereits verengt haben.

Die Entdecker der Psychotherapie konzentrierten sich auf Adoleszente und junge Erwachsene. Alle die großen Krankengeschichten der Psychoanalyse haben ihren Schwerpunkt in diesem Bereich. Schon in der ersten Generation nach Freud entwickelten Melanie Klein und Anna Freud die Kinderanalyse. Eine vergleichbare Neuerung ist die Therapie älterer Menschen nicht. Sie hat sich schrittweise und wie von selbst ergeben. Heute ist sie selbstverständlich. Freuds Vermutungen, dass im Alter Einschränkungen der Entwicklungsfähigkeit und Überfülle biographischen Materials den Prozess erschweren, werden nur noch zitiert, um sie dann zu entkräften.

Die meisten Therapeuten würden zugestehen, dass auch bei Menschen im Rentenalter noch seelische Entwicklungen möglich sind und gefördert werden können, die weit über die schon immer zugestandene «stützende Therapie» hinausreichen. Oft wird das Motto zitiert: Wesentlicher als das Alter des Patienten ist das Alter der Symptome. Das heißt, dass ein Sechzigjähriger, der seit zwei Jahren an Panikattacken leidet, bessere Aussichten hat, mit Hilfe einer Psychotherapie von diesem Symptom zu genesen, als eine Fünfundzwanzigjährige, die seit dem fünfzehnten Lebensjahr mit einer Essstörung kämpft.

In der modernen Gesellschaft hat sich die Zahl qualifizierter, gut ausgebildeter, auf anspruchsvolle Berufe orientierter Personen kontinuierlich vermehrt, parallel dazu auch das Bedürfnis nach Therapie und Beratung in den unterschiedlichsten Formen. Es gibt inzwischen schon viele Berater, die andere Berater ausbilden und supervidieren. Diese Veränderungen betreffen keineswegs nur die Psychotherapie, aber sie erklären, weshalb sich die Zahl der Therapeuten derart vermehrt hat. Es gibt heute in einer Stadt wie München mehr praktizierende Therapeuten (weit über 1000) und mehr Ausbildungsinstitute (über 10) als zu Lebzeiten Freuds in ganz Europa. In allen Biographien sind Krisen häufig und eher die Regel als die Ausnahme. Es sind individuelle Krisen im Gegensatz zu den kollektiven Krisen der Vergangenheit, in denen Seuche, Krieg oder Hungersnot die ganze Bevölkerung traf oder schonte.

Die Maxime Freuds zur psychischen Gesundheit – «lieben und arbeiten können» – signalisiert auch die wachsenden Probleme. Die Liebesbeziehungen sind nicht mehr so haltbar und nicht mehr so von Verpflichtungen geprägt wie in Zeiten, in denen Traditionen noch gültiger waren. Das gilt für Partnerschaften ebenso wie für das Verhältnis zu Kindern. Parallel dazu ist auch die Stabilität der Berufswelt zerbrochen. Hoch qualifizierte Arbeitsplätze stehen unter starkem Konkurrenzdruck; wenn die Manager eines Unternehmens nicht angemessen auf diesen reagieren, müssen sich die Mitarbeiter nach einem neuen Job umsehen. Dabei haben die von den Arbeitern und Angestellten erkämpften Absicherungen dazu geführt, dass gerade ältere, erfahrene Mitarbeiter teuer sind. Wenn es sich machen lässt, ersetzt sie das wirtschaftliche Kalkül durch jüngere Kräfte.

Obwohl es allem Anschein nach sehr schwierig ist, bessere Regulative der Wirtschaft zu finden als den Markt, wird es einem Mitarbeiter schwer fallen, sich nicht misshandelt und entwertet zu fühlen, wenn er nach dreißig Jahren engagierter Tätigkeit dem Rechenstift zum Opfer fällt. Die Versuchung, sich für eine frühe Berentung oder Pensionierung zu entscheiden, ist gerade für die Menschen groß, denen ihre Berufsarbeit viel Bestätigung gebracht hat. Sie haben sich entsprechend engagiert und in mancher Hinsicht auch gequält. Sollen sie für weniger Geld und mit weniger Prestige weiterarbeiten?

Depressive Krisen im Zusammenhang mit der Pensionierung oder Berentung hängen damit zusammen, dass die Berufsarbeit zwiespältig erlebt wurde. Viele Betroffene haben den emotionalen Bezug zur Bedeutung ihrer Tätigkeit für ihr seelisches Gleichgewicht verloren. Sie haben nicht nur nach außen behauptet, ihr Beruf sei ihnen lästig, und über die Plackerei mit miesen Kollegen, unfähigen Vorgesetzten, unmotivierten Mitarbeitern geklagt. Sie haben das auch tatsächlich so erlebt; was sie scheinbar an der Arbeit hielt, war die Verpflichtung, für die Familie zu sorgen oder eine wichtige Aufgabe keinem inkompetenten Nachfolger zu überlassen.

Erst im Verlust der Arbeit, in den dürftigen Ritualen des Abschieds wird ihnen bewusst, was sie eingebüßt haben. Und an keiner der vor ihrer Berentung als erfüllend und wichtig erlebten Beschäftigungen, zu denen sie – von der Tretmühle befreit – sieghaft aufbrechen wollten, können sie noch etwas finden. Was bedeutet es schon, ob sie jetzt malen oder töpfern, eine Sprache lernen oder Golf spielen?

Zur Anekdote zugespitzt, habe ich diese Situation bei einem meiner Patienten kennen gelernt, der nach seiner Pensionierung an einer heftigen Depression erkrankt war, gegen die er mit seinen Hobbys vergeblich anzukämpfen suchte. In einer seiner ersten Therapiesitzungen berichtete er, wie er bei schönstem Sommerwetter angelnd am Ufer eines oberbayerischen Gewässers saß und sich immer wieder fragte: «Das – das soll jetzt der Sinn meines Lebens sein?»

Um die Thematik zu veranschaulichen, will ich diesem Fall ein wenig nachgehen. Der 63-Jährige hatte hoch engagiert an einer Gesamtschule gearbeitet. In den letzten Jahren war ihm bewusst geworden, dass er Stress immer schlechter verkraftete, er kränkelte und reagierte auf die Krebserkrankung einer Schwester mit starken hypochondrischen Ängsten.

Die Behörde hatte ein Programm zur Frühpensionierung eingeführt. Er hätte auch aus Gesundheitsgründen zurücktreten können und wäre dann mit voller Pension in den Ruhestand gegangen, aber er fand das Angebot für seine Bedürfnisse völlig ausreichend. Die Schule, in der er jeden Tag viele Stunde verbracht hatte, bedeutete ihm nichts mehr. Er war sehr beliebt gewesen. Sein Abschied wurde in einem großen Fest gefeiert, viele Reden wurden gehalten, ein Vertreter des Ministeriums trug ihm eine Forschungsarbeit an. Er freute sich schon darauf, endlich seinen Wünschen nach einer erfüllten Freizeit nachgehen zu können. Es gab so viele Projekte, jeder Freund, seine Frau, er selbst hatten Ideen, was er tun könne – als Schulberater freiberuflich arbeiten, einen Computer kaufen, Italienisch lernen, ein Bildhauerkurs, Yoga.

Tapfer machte er sich an die Freizeitfüllung. Er konnte doch nicht immer nur zu Hause sitzen, ausschlafen und mittags schon das erste Weißbier trinken! Das war es, was er am liebsten getan hätte, nicht weil es ihm besondere Freude machte, sondern weil er zu allem anderen noch weniger Lust hatte.

Als er sich immer deprimierter fühlte und sein Hausarzt eine Behandlung mit Psychopharmaka vorschlug, entschloss er sich, einen Analytiker aufzusuchen, bei dem er schon früher im Zusammenhang mit einer Ausbildung ein Stück Therapie gemacht hatte.

Der Patient kam aus einer bäuerlichen Familie. Die Schule war für ihn eine Art Ersatzmutter für seine überlastete, früh verstorbene reale Mutter. Er hatte immer gute Noten und wurde von seinen älteren Brüdern angehalten, das Gymnasium zu besuchen und zu studieren, während sie handwerkliche Berufe erlernten.

Sein Einsatz für die Kinder und für Projekte, um benachteiligte Schüler optimal zu fördern, hatten ihn zu einem von den meisten Kollegen sehr geschätzten, manchen aber auch unbequemen Lehrer gemacht. Für ein Privatleben und eigene Kinder hatte er «keine Zeit». Er war in gewisser Weise an die Lehrer-Schüler-Situation gebunden. Anfangs scheiterten seine Beziehungen zu Frauen daran, dass er sich ihren Forderungen nach einem gemeinsamen Kind nicht gewachsen fühlte. Später hatte er einige Verhältnisse zu erheblich jüngeren Frauen und heiratete schließlich eine von ihnen. Die Beziehung erwies sich trotz vieler Konflikte als tragfähig.

In der Therapie wurde bald deutlich, wie viel Lebensinhalt die Schule ihm gegeben hatte. Was schwerer herauszufinden war: Weshalb hatte er diese Aspekte so ganz aus den Augen verloren, als er seinen Abschied nahm?

Er war immer streng zu sich gewesen, hatte sich keine Nachlässigkeit in seiner Arbeit verziehen. Diese Anspannung wollte er um jeden Preis aufrechterhalten, als er schonungs- und ruhebedürftiger wurde. Er ging krank zur Arbeit, bekämpfte das Fieber banaler Infektionen mit Medikamenten, anstatt sich ins Bett zu legen, die Ansteckung gründlich auszuheilen und das überforderte Immunsystem zu regenerieren. Dann wurde er ernsthaft krank, fiel monatelang aus und empfand die Rückkehr zur Arbeit nur noch als Plage, von der ihn eine schnelle Pensionierung erlösen würde.

«Ich habe die Handschuhe verloren gemacht!» Dieser Satz meiner damals dreijährigen Tochter ist haften geblieben. Er passt zu einer Erfahrung, die in der Analyse von Depressionen eher die Regel ist als die Ausnahme: Diese Menschen sorgen aktiv dafür, dass sie etwas verlieren, das ihnen bitter fehlt, wenn sie bemerken, dass es wirklich nicht mehr da ist. Es gibt zwei Erklärungen dazu: die Spaltungstheorie von Melanie Klein und die neurologische Theorie der Illusionsbildung. Die Spaltungstheorie geht davon aus, dass kleine Kinder nicht in der Lage sind, gute und böse Eigenarten des für ihr Überleben hoch bedeutsamen Erwachsenen (Kürzel: «der Mutter») miteinander zu verknüpfen. Sie sehen dann bald eine ganz böse, bald eine ganz gute Mutter. Veranschaulichen lässt sich diese innere Situation an einer Alltagsszene: Eine wütende Frau schlägt auf die Dreijährige ein, die soeben das Tischtuch mitsamt dem kostbaren Kaffeegeschirr bei dem Versuch zu Boden gerissen hat, ein Stück Kuchen zu erhaschen. Die Dreijährige schreit wie am Spieß Hilfe suchend «Mama, Mama!». Diese Mama ist aber eben die prügelnde Frau, gegen die das Mädchen ihre liebe Mama zu Hilfe ruft.

Anfänglich hat Melanie Klein vermutet, dass die Spaltung ein primitiver Abwehrmechanismus ist, der mit der seelischen Reifung verschwindet. Das Kind lernt schließlich, gute und böse Aspekte eines Menschen gleichzeitig wahrzunehmen und sich dadurch sozial zu orientieren. Später korrigierte Melanie Klein diese Auffassung wieder. Auch gesunde und reife Menschen sind grundsätzlich von Spaltungen bedroht. Wir alle neigen dazu, zwischen Idealisierung und Entwertung zu schwanken, wir alle sind immer wieder in Gefahr, zwischen einem schwarzen und einem weißen Bild eine unsinnige Alternative aufzubauen. Der oben beschriebene depressiv gewordene Lehrer hatte in seinen letzten Berufsjahren nur noch die Last und nicht die narzisstische Zufuhr wahrgenommen, welche ihm seine Arbeit brachte. So gab er sie auf und bemerkte zu spät, was sie ihm bedeutet hatte.

Die neurologische Theorie geht von Untersuchungen an Schlaganfallpatienten und Gehirnoperierten aus, die bestimmte psychische Ausfälle haben. Diese werden in jüngster Zeit von computergestützten Untersuchungsmethoden ergänzt, durch die sich neurale Aktivitäten in unterschiedlichen Gehirngebieten erfassen lassen.

Es hat sich gezeigt, dass beide Gehirnhälften unterschiedliche Aufgaben haben. Die linke ist (beim «normalen» Rechtshänder) ein erfindungsreicher Geschichtenerzähler, der ständig Vermutungen über die Welt produziert und sie dem Bewusstsein als Wirklichkeit anbietet. Diese nervöse Schöpfung, die unsere Wahrnehmung der Umwelt, aber auch unsere Selbstwahrnehmung prägt, ist deshalb nützlich, weil wir handlungsfähig sein müssen, oft aber nicht genügend Informationen haben. Wer Pilze sucht oder Mineralien sammelt, wird schon oft bemerkt haben, dass er in dieser «Stimmung» auch Nichtpilze oder Nichtmineralien als die ersehnten Gegenstände sieht und erst bei einem zweiten Blick oder nach einem prüfenden Handgriff feststellt, dass es sich um ein Grasbüschel, ein Stück Holz, einen gewöhnlichen Stein handelt. Diese Aktionen, in denen unterschiedliche Wahrnehmungen koordiniert, Eindrücke kritisch verglichen und geprüft werden, werden vor allem von der rechten Hirnhälfte gesteuert. Das Gehirn erzählt sich selbst ständig Märchen; nur in Ausnahmefällen, wenn Schmerz oder Angst auftritt, bequemt es sich zu einer realistischeren Auffassung. Neunzig Prozent der Deutschen halten sich für überdurchschnittlich gute Autofahrer, neunzig Prozent der Amerikaner für überdurchschnittlich intelligent: Illusionen, die das Selbstgefühl festigen und so lange bestehen bleiben, wie die Realität keine Korrektur erzwingt.*

Beide Theorien ergänzen sich. Die psychoanalytische ist «dynamisch», das heißt, sie weist darauf hin, dass Wünsche und Ängste unsere Wahrnehmungen prägen. Die neuropsychologische erweitert diese Auffassung durch grundsätzliche Einsichten in die schöpferische Aktivität des Gehirns, das lange Zeit als ein System angesehen wurde, das auf Umweltreize reagiert, es sich aber nur bei Verrückten einfallen lässt, eigene Welten zu produzieren.

Die Arbeit an solchen Spaltungen und Illusionen steht im Zentrum der Psychotherapie Alternder. Heftige Ängste und Depressionen ergeben sich daraus, dass Menschen lange Zeit alle Alterserscheinungen abspalten und verleugnen. Wenn ihnen das dann nicht mehr gelingt, sind sie völlig überfordert. Das ist nicht nur unter dem Gesichtspunkt der seelischen Hygiene problematisch, sondern bringt auch erhebliche körperliche Risiken mit sich. Charakteristisch für die Spaltungsdynamik angesichts des Alters ist, dass sich eine Person gestern noch jung und heute greisenhaft fühlen kann, gestern noch vital und heute leer, gestern noch geil und heute ohne jedes sexuelle Interesse.

Ein 45-Jähriger berichtet nach einem schweren Skiunfall, der ihn ein Jahr fast gehunfähig machte, wie er am Unfalltag bemerkt habe, dass er nicht mehr ganz so schnell wie früher fahren konnte. Er war vorsichtiger geworden, setzte früher zu Schwüngen an, riskierte weniger. Das ärgerte ihn, er war doch nicht alt und immer einer der Besten in der Clique gewesen! Es fing an zu schneien, die Sicht wurde schlechter, an ihm vorbei sauste ein Mann hinab. Jetzt wollte er es aber wissen! Er vergaß alle Hemmungen und Vor-

*V. S. Ramachandran und S. Blakeslee, «Die blinde Frau, die sehen kann. Rätselhafte Phänomene unseres Bewusstseins», Reinbek 2001

sichten, setzte zu einer Schussfahrt an – und stand sie nicht durch.

Alter und Jugend sind immer durchmischt. Wer sich verliebt, fühlt mit siebzig Jahren nicht viel anders als mit siebzehn. Meist äußern die Verliebten dann großes Erstaunen; in Wahrheit ist ihr Empfinden völlig normal.

In unserer Psyche herrscht Ökonomie: Was sich an Bewährtem aufgebaut hat, bleibt bestehen; Gefühlsstrukturen (wie die Affekte im Zusammenhang mit Liebesbeziehungen) können aktiviert werden, auch wenn sie über lange Jahre nicht benötigt wurden. Wenn wir uns an das Modell von Vilaynur Ramachandran erinnern, gewinnen wir auch einen wichtigen Aspekt für die Therapie im Alter. Das Alter ist ein Phantom, ein Konstrukt unserer linken Gehirnhälfte, die uns ständig mit voreiligen illusionären Gewissheiten versorgt. Diese können uns das Leben erleichtern, aber auch erschweren; ihre Aufgabe ist es, uns handlungsfähig zu halten, auch auf Kosten extremer Verzerrungen der Wirklichkeit. «Für immer jung» ist die eine dieser Illusionen; «alt und unbrauchbar» die andere.

Die Therapie kann eine gesellschaftlich bedingte Geringschätzung des Alters nicht aufheben, von deren Hintergründen schon die Rede war. Aber sie kann es vermeiden, sie zu teilen; sie kann differenzieren und Phantome bekämpfen, die über das Alter existieren und häufig durch Ärzte gefördert werden, welche beispielsweise Gelenkschmerzen oder Schwerhörigkeit als «Altersleiden» zu quasi gesetzhaft zu erwartenden Störungen machen. In Wahrheit sind die so genannten «Altersleiden» höchst dynamische Gebilde, deren Verlauf von anderen Faktoren viel stärker bestimmt wird als vom Alter. «Vor zehn Jahren hatte ich starke Hüftschmerzen, und der Arzt hat das Röntgenbild angesehen und gesagt: Arthrose, ein Altersleiden, da kann man nicht viel machen, vielleicht brauchen Sie irgendwann ein künstliches Gelenk. Ich habe das nicht glauben wollen und bin zu einem anderen Arzt gegangen. Der hat mir Gymnastik empfohlen, vor allem Dehnungsübungen, und es ist bedeutend besser geworden. Dann habe ich noch mein Übergewicht abgebaut. Seither geht es mir gut.»

In der klassischen Erwachsenentherapie ist Abstinenz durchaus sinnvoll. Der Therapeut sollte versuchen, nicht durch Ratschläge, das Einbringen eigener Erfahrungen, durch Überlegungen, was er anstelle des Patienten tun würde, die Abhängigkeit in der Therapiesituation zu steigern. Zu große Nähe riskiert auch eine Überhitzung des therapeutischen Verhältnisses und zum Beispiel den Zusammenbruch von Professionalität, der durch sexuelle Handlungen in einer Therapie bedingt ist. Im Alter mildern sich diese Gefahren; sie verschwinden allerdings nicht.

Ein Mensch, der seine berufliche Laufbahn weitgehend hinter sich hat und sich mit seiner Einsamkeit herumschlägt, wird durch Beiträge des Therapeuten in der Regel eher angeregt als eingeengt oder manipuliert. Ich plädiere hier für eine aktivere Behandlung; das Risiko scheint mir größer, dass Therapiestunden inhaltsarm und wirkungslos bleiben, weil ein unerfahrener Therapeut darauf besteht, dass er nur die Einfälle des Patienten bearbeitet, aber keine eigenen Anregungen einbringt.

Alle Regeln der Psychotherapie sind von Übel, wenn sie einen Therapeuten auf Schienen stellen. Heilig ist nur eine einzige Regel: Was er tut, soll professionell reflektiert sein, von Überlegungen getragen, was denn im Interesse des

Patienten optimal geleistet werde könne. Im Übrigen gilt die Grundregel der Analyse durchaus auch für den Therapeuten: «Lassen Sie sich etwas einfallen!»

19 Entwicklungsschritte im Alter

Wir machen uns selten klar, dass der Prozess, in dem ein Mensch zu Sprache, Ich-Bewusstsein und Identität findet, immer darauf beruht, dass wir uns von Überflüssigem trennen und aus einer großen Vielfalt von Möglichkeiten die richtigen auswählen. Wenn ein Baby beginnt, gezielt nach seiner Rassel zu greifen, ist das in erster Linie ein Prozess der Unterdrückung all jener Bewegungen, die nicht zu der Rassel führen. Wenn ein kleines Kind zu sprechen beginnt, heißt das auch, dass es lernt, die bizarre Vielfalt der Knurr-, Grunz- und Zischlaute auf die wenigen Vokale und Konsonanten zu reduzieren, die für eine verständliche Artikulation notwendig sind.

In der Kunstgeschichte gibt es die elementare Unterscheidung zwischen den Künsten, die durch Wegnehmen arbeiten, und jenen, in denen etwas hinzugefügt wird. Sie ist von Michelangelo eingeführt worden. Diese Lehre der Renaissance hängt auch mit dem damals herrschenden neuplatonischen Denken zusammen. Ein Bildhauer erarbeitet sein Werk durch Wegmeißeln allen Materials, das die erwünschte Gestalt in sich «begraben» hat. Sein Geist verhilft ihr zur Auferstehung.

Die Entwicklung komplexer menschlicher Fertigkeiten beruht auf dem Prinzip des Wegnehmens oder Weglassens. Der richtige Rat, die richtige Lösung in einer schwierigen Situation ist sehr häufig nicht dadurch auffindbar, dass man sofort eine Antwort weiß; es geht darum, voreilige, falsche Lösungsversuche (die das Problem verstärken) wegzulassen.

Diese Problematik ist durch verschiedene, oft paradoxe Metaphern formuliert worden, seit es große Denker gibt, angefangen bei Sokrates: «Ich weiß, dass ich nichts weiß», bis zu der *Negative capability*, sozusagen der Fähigkeit zur Nichtkompetenz des Analytikers bei Wilfrid Bion. Seit ich darauf aufmerksam geworden bin, habe ich mich öfter mit Therapeuten und Beratern über die Kompetenzsteigerung im Alter unterhalten. Wir waren uns meist darin einig, dass sie mit der Fähigkeit zusammenhängt, nicht mehr übereifrig in jeder Situation die eigene Kompetenz beweisen zu müssen. Dadurch ergibt sich eine verbesserte Möglichkeit, den Moment abzuwarten, in dem mit geringerem Aufwand ein Ergebnis erzielt werden kann.

Eine vierundfünfzigjährige Unternehmensberaterin, die eben eine Vereinsmeisterschaft im Tennis gewonnen hatte, ergänzte die Debatte durch den Begriff der *effortless power*, auf die sie ihr Coach immer wieder hinweise. Es handelt sich um Bewegungen, die durch Schwung und optimalen Ablauf das wettmachen, was ihnen an Power fehlt.

Für Jüngere, die stolz auf ihre Kraftreserven sind, spielt die Ökonomie ihres Handelns eine viel geringere Rolle. Daher entgeht ihrer Aufmerksamkeit oft die ökonomische Lösung, die mit dem kleinsten Aufwand am meisten erreicht. Sie haben Kraft zu verschwenden, also verschwenden sie auch Kraft. Der Ältere hat nicht mehr so viel, also schont er seine Ressourcen und kann auch andere eher dazu bringen, das Beste aus ihren Potenzialen zu machen. Hebbel hat das eher zynisch formuliert: «Erst fehlt uns der Becher, dann fehlt uns der Wein!»* Aber in Wahrheit ist es in

* Ein italienisches Sprichwort sagt es trivialer: Man müsste die Erfahrungen des Alters und die Kraft der Jugend haben!

sehr vielen Lebensbereichen so, dass lange Zeit die zunehmende Entwicklung von Genauigkeit und Mäßigung in den körperlichen wie geistigen Bewegungen die Verluste an schierer Energie aufwiegt.

Der unökonomische Kraftaufwand Jugendlicher resultiert daraus, dass sie in jeder Situation um jeden Preis rivalisieren, das heißt ihre Überlegenheit oder doch wenigstens Kampftüchtigkeit beweisen. Wenn der Entwicklungsprozess im Alter ungestört stattfinden kann, führt er dazu, dass Rivalität nicht mehr blindlings eingegangen wird, sondern ihr die Überlegung vorausgeht, ob sich der Einsatz für das angestrebte Ziel auch lohnt.

Daher ist die Überlegenheit älterer Menschen in Führungspositionen keine reine Fiktion. Natürlich ist es nicht das kalendarische Alter, das hier den Ausschlag gibt, sondern die Fähigkeit, Kräfte zu ordnen und Energien zu konzentrieren. Wer das in seinem eigenen Organismus mehr und mehr gelernt hat, der wird auch eine Gruppe oder eine Organisation leiten können. Er bringt sie dazu, nicht sinnlos Kraft zu vergeuden, keine Machtkämpfe um des Machtkampfs willen zu führen, Ressourcen zu erkennen und auszuschöpfen, Reibungsverluste möglichst zu vermeiden.

Wir belegen die beschriebenen Ökonomisierungen und Präzisierungen gerne mit dem Wort «Reife». Jedes Kind weiß, dass reife Pflaumen, Birnen, Bananen besser schmecken als unreife. Jeder Obsthändler ist sich auch der Gefahren der Reife bewusst: Was reif ist, wird bald faulen. Im Alltag wird von «unreif» meist vorwurfsvoll gesprochen, reif hingegen ist verantwortungsvoll, erwünscht, richtig – aber ebenfalls auch ein Signal, dass sich eine Person ihrem Verfallsdatum nähert. («Er ist doch jetzt ein reifer Mann!» – «Sie sind eine reife Frau.») Unsere seelischen Funktionen reifen, indem sie mit weniger Aufwand die notwendigen Ziele erreichen. Wenn ein Säugling nicht sagen kann, dass er Blähungen hat, sondern seine Umwelt mit unüberhörbarem Gebrüll so lange zu einer Vielfalt chaotischer Bemühungen bringt, bis endlich Abhilfe geschaffen ist, lässt sich daran zeigen, wie umständlich, verletzbar und für alle Beteiligten schwierig unreife Ausdrucksmöglichkeiten sind.

Der Begriff «Reife» wird häufig nicht als Beschreibung solcher Entwicklungsprozesse verwendet, sondern als moralische Wertung. Dahinter verbirgt sich eine Idealisierung, die das Kindliche in der menschlichen Existenz abqualifiziert und ein Bild des Erwachsenen aufbaut, in dem ein Mensch zuverlässig alle kindlichen Wünsche und Ausdrucksformen in sich niederkämpft.

Dieser «reife» Mensch ist eine prekäre, leicht aus dem Gleichgewicht zu bringende Konstruktion wie der biblische Götze, der auf Füßen aus Ton steht. Wer schonend mit seinen Ressourcen umgeht, wird die Vielfalt der Gefühle und die Fähigkeit zu einer Rückkehr in frühere Seelenzustände nicht dämonisieren und aus seinem Erleben verbannen. Er wird versuchen, möglichst viele kindliche Merkmale zu erhalten und ihnen jene Plätze zuzuweisen, in denen sie segensreich wirken können – das Spiel, die Kreativität, die Entspannung, die Erotik.*

Reife als genauere, sparsamere, mühelosere Zielfindung und Ressourcennutzung ist das Zentrum aller positiven Entwicklungen unserer Psyche. Hier können unsere Leistungen oft auch dann noch beträchtlich zunehmen, wenn wir längst angefangen haben, uns des Altersabbaus zu verdächtigen.

* Nicht ohne Grund ist eines der meistzitierten Fotos der Gegenwart der alte Albert Einstein, der sich mit sichtlicher Freude einer kindlichen Geste hingibt: Er streckt die Zunge heraus.

Ich habe viel Zeit mit Sammlern verbracht und einige Zeit auch damit, selbst zu sammeln. Immer wieder ist mir aufgefallen, wie sehr sich eine so zentrale Leistung wie der Blick für Qualitäten noch in einem Alter entwickeln kann, in dem die «messbare» Intelligenz längst abnimmt. Ich habe Sammler kennen gelernt, die unter den Tausenden von Stücken in einem orientalischen Schmuckladen in wenigen Sekunden die paar Ringe oder Armspangen fanden, die authentisch waren.

Das Auge wird schneller, je mehr es gesehen hat. Die Wahrnehmung des Menschen ist ein Er-Fassen von Gestalten, das umso besser gelingt, je mehr Erfahrungen sich angesammelt haben. Wer ein wenig älter geworden ist in einem anspruchsvollen Beruf – wie in der Medizin oder in der Rechtsprechung –, erinnert sich mit leisem Schauder an die Anfängerfehler, als alles, was er wusste, noch durch auferlegtes Wissen, nicht durch lebendige, eigene Erfahrung bestimmt war.

Das Auge des Sammlers (wie auch das Auge des Künstlers, des Kritikers, des Klinikers) wird durch die Erfahrung schneller, sein Wissen greift weiter aus, er vollzieht seine geistigen Bewegungen rascher, auch wenn er körperlich hinfälliger geworden ist.

Wer malt oder schreibt, Skulpturen macht, dirigiert oder Regie führt, bemerkt selten einen Abbau im Alter, eher einen höheren Anspruch, der ihn intensiver an seinen Werken arbeiten lässt. Den professionellen Künstler unterscheidet vom Amateur vielleicht noch mehr als das reine Talent die Geduld, mit der er sich Schritt für Schritt an sein Werk heranarbeitet. Amateure wollen schnell fertig werden, ihnen kommt es auf einen Gesamteindruck an, den sie bald gewinnen müssen, um nicht den Mut zum Ganzen wieder einzubüßen. Das Bild soll bis zum Abend fertig gemalt sein, das ganze Buch ist schon im Kopf, das Musikstück wird von Anfang bis Ende gespielt. Langsam, planmäßig, systematisch an etwas heranzugehen gehört in den Kontext der Professionalität: Schritt für Schritt arbeiten, die eigenen Kräfte nicht überfordern, immer das Beste aus den vorhandenen Materialien und Möglichkeiten herausholen, nichts vergeuden, nicht den Erfolg des Ganzen durch eine hastige Nachlässigkeit gefährden.

Die hier entwickelten Zusammenhänge zwischen reifem Narzissmus, Professionalität und Alter sind nicht zufällig. Wer seine seelische Entwicklung günstig gestalten kann, tritt in einen Prozess ein, in dem er das Beste aus seinen geistigen und körperlichen Kräften macht. Diese Optimierung des Umgangs mit Ressourcen gleicht der Entwicklung professioneller Leistungsfähigkeit. Untersuchungen darüber, wie anspruchsvolle Berufe – Ingenieure, Dirigenten, Ärzte, Anwälte – ihre Profession ausüben, haben ähnliche Vorgänge dokumentiert. Es ist verfehlt, anzunehmen, Professionelle würden tun, was sie in ihrem Studium erlernt haben. Kreative Professionalität ist nicht angewandte Theorie, sondern Lernen an eigenen Erfahrungen und Orientierung an der Situation. Kaum eine der Aufgaben, mit denen der Professionelle zu tun hat, ist dadurch zu bewältigen, dass er ein Schema wiederholt. Wenn zum Beispiel ein Ingenieur im Dschungel eine Brücke bauen soll, dann hilft es ihm nicht, Modelle anzuwenden, die von Stahlbeton oder Leimholz ausgehen, wie er sie während des Studiums kennen gelernt hat. Er muss mit rohen Rundhölzern arbeiten, die mit den örtlichen Mitteln – Äxten und Sägen – zugeschnitten und verzapft werden. Der professionelle Ingenieur wird sich an eine solche Aufgabe machen und nicht resignierend sagen, es sei unmöglich, eine Brücke zu konstruieren, weil die ihm vertrauten Baumaterialien nicht geliefert werden könnten. So ähnlich kann das alternde Ich mit den Ressourcen des eigenen Leibes und der eigenen Psyche umgehen. Nichts ist mehr so, wie es die früh erworbenen Modelle erwarten lassen; das heißt aber nicht, an der Aufgabe zu verzagen. Es ist als Herausforderung zu sehen, die vorhandenen Chancen zu nutzen.

Eine Vorstellung von Professionalität, in der alle Leistungen mit einer vorgegebenen Idealsituation verglichen und an ihr gemessen werden, ist der Entwicklung kreativer Kompetenz feindlich. Es geht darum, in der jeweiligen spezifischen und unvergleichlichen Situation mit den vorhandenen Mitteln die beste Lösung der gestellten Aufgabe zu erreichen. Genau das ist auch die typische Forderung an die Bewältigung des Alters. Es gibt kein Idealbild dazu, und nie war die Distanzierung von destruktiven Idealen so wichtig wie jetzt.

Der Alternde gleicht durchaus dem Ingenieur, der eine Straße durch den Dschungel bauen soll und dabei keine der an der Universität erlernten Lösungen einfach übertragen kann. Was er vor Ort findet, ist ganz anders als das, was er als selbstverständliche Grundlage seiner Aktivitäten erwartet hat. Es gibt keinen elektrischen Strom, keine Baumaschinen – aber es gibt andere Ressourcen, die er nutzen kann, wenn er sich von der Situation leiten lässt und nicht von seinen mitgebrachten Idealvorstellungen. Sein Werk kann gelingen oder scheitern. Wenn es gelingt, wird es anders aussehen als die Straße, die er in seinem Kopf mit zur Baustelle gebracht hat. Aber er wird von der Baustelle eine Straße in seinem Kopf mitnehmen, die wertvoller ist als alle Straßen, die er bisher kannte.

20 Anhang

A Adressen

Bundesarbeitsgemeinschaft der Senioren-Organisationen: Stockenstraße 14, 53113 Bonn

Graue Panther: Rathenaustraße 11, 42277 Wuppertal

Hospiz- und Schmerztelefon: 02 31/7 38 07 30

B Literatur

Améry, Jean: Reflexionen über Folter. Stuttgart 1977

Backes, Gertrud M., Clemens, Wolfgang (Hg.): Lebenslagen im Alter. Heidelberg 1999

Balint, Michael: Angstlust und Regression. Stuttgart 1988

Baltes, Paul B., Mittelstraß, Jürgen (Hg.): Zukunft des Alterns und gesellschaftliche Entwicklung. Berlin/New York 1992

Beauvoir, Simone de: Das Alter. Reinbek 1972

Belardi, Nando, Fisch, Marlies: Altenhilfe. Weinheim 1999

Böhm, Erwin: Psychobiographisches Pflegemodell nach Böhm. Wien 1999

Borscheid, Peter: Geschichte des Alterns vom Spätmittelalter zum 18. Jahrhundert. München 1989

Conrad, Christoph: Vom Greis zum Rentner. Der Strukturwandel des Alters in Deutschland zwischen 1830 und 1930. Göttingen 1994

Eastman, M.: Gewalt gegen alte Menschen. Freiburg 1985
Ehmer, Josef: Sozialgeschichte des Alters. Frankfurt 1990
Gröning, Katharina: Entweihung und Scham. Grenzsituationen in der Pflege alter Menschen. Frankfurt 2000
Nemiroff, Robert A., Colarusso, Calvin A.: The Race Against Time. Psychotherapy and psychoanalysis in the second half of life. New York 1985
Gronemeyer, Reiner: Die Entfernung vom Wolfsrudel. Über den drohenden Krieg der Jungen gegen die Alten. Frankfurt 1989
Hedtke-Becker, Astrid: Die Pflegenden pflegen. Freiburg 1990
Herft, Gereon, Kruse, Andreas, Radebald, Hartmut (Hg.): Lehrbuch der Gerontopsychosomatik und Alterspsychotherapie. München 2000
Holz, Gerda: Arme Alte? Frankfurt 1993
Hummel, Konrad: Öffnet die Altenheime. Weinheim 1988
Huxley, Aldous: Schöne neue Welt. Frankfurt 1953
Kemper, Johannes: Alternde und ihre jüngeren Helfer. München/Basel 1990
Koch-Straube, Ursula: Fremde Welt Pflegeheim. Eine ethnologische Studie. Stuttgart 1997
Lehr, Ursula: Psychologie des Alterns. Wiesbaden 1996
Osterland, Astrid: Nicht allein und nicht ins Heim. Alternative Alten-WG. Paderborn 2000
Ramachandran, Vilaynur S., Blakeslee, Sandra: Die blinde Frau, die sehen kann. Rätselhafte Phänomene unseres Bewusstseins. Reinbek 2001
Schachtner, Christel: Störfall Alter. Frankfurt 1988
Schmidt, U.: Wahlfamilie. Die «Wohngemeinschaft Jung und Alt». Ein Modell für das Leben von morgen. Stuttgart 1990

Schmidbauer, Wolfgang (Hg.): Pflegenotstand – das Ende der Menschlichkeit. Reinbek 1992

Schüller, Heidi: Die Alterslüge. Für einen neuen Generationenvertrag. Berlin 1996

Schützendorf, Erich: Das Recht der Alten auf Eigensinn. München 1999

Stoddard, S.: Die Hospiz-Bewegung. Ein anderer Umgang mit Sterbenden. Freiburg 1987

Tews, Hans P.: Soziologie des Alterns. Heidelberg/Wiesbaden 1991

Tschirge, Uta, Grüber-Hrcan, Anett: Ästhetik des Alters. Stuttgart 1999

Unruh, Trude: Aufruf zur Rebellion. «Graue Panther» machen Geschichte. Wuppertal 1984

Anne-Marie und Reinhard Tausch

Reinhard Tausch
Hilfen bei Streß und Belastung
Vollständig überarbeitete und erweiterte Neuausgabe
(rororo sachbuch 60124)
«In seinem Taschenbuch *Hilfen bei Stress und Belastung* hat Tausch die Problematik einfühlsam, gut verständlich und Hilfe zur Selbsthilfe gebend behandelt.
Frankfurter Allgemeine Zeitung

Seit ihrer Krebserkrankung setzte sich **Dr. Anne-Marie Tausch** gemeinsam mit ihrem Mann sehr intensiv mit der Erfahrung und der Bedeutung des Sterbens auseinander. Sie starb 1983 an ihrem Krebsleiden. **Professor Dr. Reinhard Tausch** arbeitet am Psychologischen Institut der Universität Hamburg.

Anne-Marie Tausch
Gespräche gegen die Angst
Krankheit – ein Weg zum Leben
(rororo sachbuch 18375)
«Gespräche gegen die Angst« Ist eine lebendige Darstellung der Erfahrungen schwer erkrankter Menschen und ihrer Helfer in der Familie, in Krankenhäusern und Arztpraxen. Durch mehrere hundert Gesprächsausschnitte und durch persönliche Erlebnisberichte der Autorin bekommt der Leser einen tiefen Einblick in die seelische, körperliche und soziale Situation der Erkrankten. Vor allem aber zeigt Anne-Marie Tausch die vielen Möglichkeiten und Wege eines angstfreien, hilfreichen Umgangs der direkt und indirekt Betroffenen mit der Erkrankung auf.

3508/7

rororo sachbuch

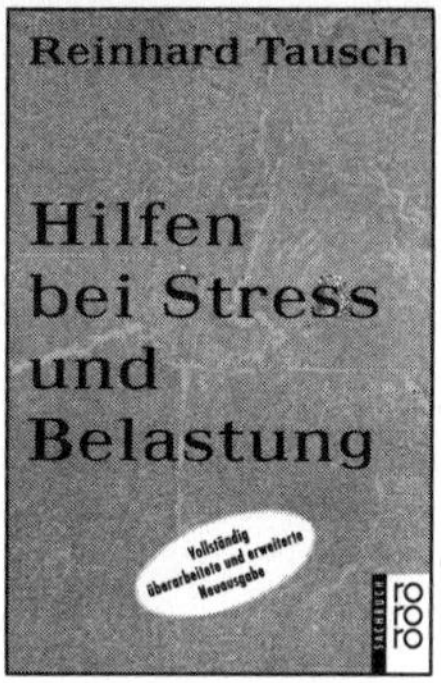

Anne-Marie Tausch / Reinhard Tausch
Sanftes Sterben *Was der Tod für das Leben bedeutet*
(rororo sachbuch 18843)
«Es spricht vieles dafür, daß von diesem Buch Veränderung ausgeht: Es bricht mit sanfter Radikalität ein Tabu, das Tabu des Todes. Und es informiert einfühlsam über alles, was beim Sterben, dem eigenen oder dem von Freunden und Verwandten, passiert. Jede Frage erhält eine Antwort.»
Süddeutsche Zeitung

Weitere Informationen in der **Rowohlt Revue**, kostenlos in Ihrer buchhandlung, oder im **Internet: www.rororo.de**